Zeenat Iqbal
Ammar Ali Saleh Jaber
M. Aamir Mirza

Abordagem de administração vaginal de medicamentos para a terapia antifúngica

Zeenat Iqbal
Ammar Ali Saleh Jaber
M. Aamir Mirza

Abordagem de administração vaginal de medicamentos para a terapia antifúngica

ScienciaScripts

Imprint
Any brand names and product names mentioned in this book are subject to trademark, brand or patent protection and are trademarks or registered trademarks of their respective holders. The use of brand names, product names, common names, trade names, product descriptions etc. even without a particular marking in this work is in no way to be construed to mean that such names may be regarded as unrestricted in respect of trademark and brand protection legislation and could thus be used by anyone.

Cover image: www.ingimage.com

This book is a translation from the original published under ISBN 978-3-330-33170-9.

Publisher:
Sciencia Scripts
is a trademark of
Dodo Books Indian Ocean Ltd. and OmniScriptum S.R.L publishing group

120 High Road, East Finchley, London, N2 9ED, United Kingdom
Str. Armeneasca 28/1, office 1, Chisinau MD-2012, Republic of Moldova, Europe
Printed at: see last page
ISBN: 978-620-8-30068-5

LISTA DE PERSONAGENS

<	Less than
>	Greater than
µ	Micron
µg	Microgram
°C	Degree centigrade
Cm	Centimeters
G	Gram
Kg	Kilogram
L	Liters
Mg	Milligrams
Min	Minutes
Nm	Nanometers
S.D	Standard Deviation
Sec	Seconds

Capítulo 1

Introdução

1.1 INTRODUÇÃO

Uma das limitações do tratamento vaginal com antifúngicos tópicos é a duração relativamente curta da permanência do medicamento no local de aplicação. Para alcançar o efeito terapêutico desejado, os sistemas de administração de medicamentos antifúngicos vaginais têm de permanecer no local da infeção durante um período prolongado e assegurar a libertação contínua do ingrediente ativo. Por conseguinte, é necessário desenvolver sistemas eficazes de administração de fármacos que prolonguem o contacto do fármaco com a superfície da mucosa vaginal e assegurem a libertação contínua do fármaco incorporado **(Bijl et al., 2003)**. Além disso, os sistemas tradicionais de administração vaginal, como cremes, espumas, pessários e geleias, só permanecem no local de destino durante um período de tempo relativamente curto devido à auto-limpeza do trato vaginal, o que limita a quantidade de fármaco eficaz durante um curto período de tempo e aumenta a frequência da administração do fármaco. Isto acaba por provocar desconforto para a doente e toxicidade. A utilização de formas galénicas de libertação controlada oferece uma série de vantagens, incluindo uma menor irritação da vagina, uma maior estabilidade do medicamento devido à redução da drenagem, uma libertação prolongada do princípio ativo e, por conseguinte, uma redução da frequência das doses, etc. **(Graaff et al., 2001)**. Recentemente, foram desenvolvidas diferentes preparações de ciclopiroxolamina sob a forma de partículas, como os etossomas e os lipossomas, para permitir a libertação sustentada no tratamento de infecções fúngicas **(Platzner et al., 1987; Burgos et al., 1978)**. Para além da libertação sustentada, o fármaco deve permanecer na mucosa vaginal durante um período prolongado. Para o efeito, são incorporadas nanopartículas no gel mucoadesivo. O tamanho das nanopartículas deve ser optimizado para que penetrem na mucosa e aí permaneçam durante um período de tempo apreciável, sem passar para a circulação sistémica.

1.2 Infecções vaginais

As infecções vaginais são classificadas nas seguintes categorias

a. ***infeção por leveduras*** *(Candida albicans, C. glabrata),* etc.

b. ***Infeção bacteriana*** *(gardenella bacteriana)*

c. ***Tricomoníase*** *(parasita Trichomonas vaginalis)*

Cada uma destas infecções está associada a caraterísticas específicas, descritas a seguir:

Condition	Description	PH
Candida vaginitis	Commonly referred to as a yeast infection, candidiasis is a fungal infection that usually causes a watery, white, cottage cheese like vaginal discharges. The discharge is irritating to the vagina and the surrounding skin.	Low (4.0-4.5)
Bacterial vaginitis	Gardnerella usually causes a discharge with a fish-like odor. It is associated with itching and irritation, but not pain during intercourse.	Elevated (5-6)
Trichomonas vaginalis	Can cause a profuse discharge with a fish-like odor, pain upon urination, painful intercourse, and inflammation of the external genital.	Elevated (5-6)

1.2 Candidíase

As espécies de Candida são fungos ubíquos e os agentes fúngicos mais comuns que afectam os seres humanos. A Candida é um verdadeiro agente patogénico oportunista com acesso a tecidos profundos e à circulação vascular. A candidíase afecta principalmente pacientes de alto risco, imunocomprometidos ou gravemente doentes **(Calderone RA, 2001).** Existem mais de 100 espécies de Candida, mas apenas algumas são conhecidas por causarem doenças nos seres humanos. *Candida glabrata* e *Candida albicans* são responsáveis por 70-80% das leveduras isoladas de pacientes com candidíase invasiva. *A Candida glabrata* ganhou importância devido à frequência crescente da doença a nível mundial e também porque é naturalmente menos sensível aos azóis e à anfotericina B **(Calderone RA, 2001).**

1.3 Manifestações clínicas

A infeção por Candida pode apresentar uma vasta gama de sintomas clínicos, dependendo do local da infeção e do grau de imunossupressão do hospedeiro.

1. Síndrome da candidíase cutânea
2. Candidíase orofaríngea
3. Candidíase esofágica
4. Candidíase do trato respiratório
5. Candidíase do trato urinário
6. Candidíase abdominal
7. Osteomielite por Candida e artrite
8. Candidaemia e candidíase disseminada

9. Candidíase ocular
10. Candidíase cardíaca e endovascular
11. Candidíase sistémica crónica
12. **Candidíase vulvo-vaginal**

1.4 Candidíase vulvo-vaginal

Nos Estados Unidos, a vaginite por Candida é a segunda infeção vaginal mais comum. Durante os anos férteis, 75% das mulheres contraem candidíase vulvovaginal (CVV) pelo menos uma vez e 40-50% destas mulheres têm episódios repetidos. Um pequeno grupo de mulheres tem episódios repetidos e recorrentes de vaginite por cândida **(Calderone RA, 2001)**.

1.4.1 Classificação da candidíase vulvovaginal

Durante muitos anos, os clínicos classificaram as pacientes com candidíase vaginal nas duas categorias seguintes. Transmissão assintomática de Candida (colonização) e doença sintomática (vaginite por Candida) **(Calderone RA, 2001)**. Mais recentemente, estas categorias separadas foram substituídas pelo termo "candidíase vulvovaginal".

A classificação clínica é a seguinte:

Simples

- VVC esporádico ou irregular
- VVC ligeiro e médio

Complexo

- VVC recorrente
- VVK difícil
- Candidíase não-albina

A classificação etiológica divide-se geralmente em três grandes categorias:

- Candidíase primária
- candidíase induzida por antibióticos e
- Candidíase induzida por via sistémica.

1.4.2 Microbiologia

Entre 85% e 95% das estirpes de leveduras isoladas da vagina pertencem à espécie *Candida albicans*. As restantes pertencem a espécies de Candida não albicans, das quais a *Candida glabrata* é a mais comum. Em muitas partes do mundo, 10-20% das mulheres são afectadas pela Candida glabrata, que não pertence à espécie albicans. Em casos raros, *a Candida parapsilosis*, *a Candida trophicalis* e *a Candida krusei* causam vaginite.

A vaginite causada por *espécies não-albicans* não pode ser distinguida clinicamente da vaginite causada por *Candida albicans*; para além disso, estas espécies são frequentemente mais resistentes ao tratamento. As espécies de Candida não albicans, particularmente *Candida glabrata*, causam frequentemente candidíase vulvovaginal recorrente. Pensa-se que o número de casos de CVV causados por estirpes não albicans está a aumentar devido à terapia de dose única, à utilização de azóis de baixa dosagem e à utilização de antifúngicos de venda livre **(Nyirjesy e Sobel, 2003)**.

1.4.3 Factores de risco

Idade - A pré-menarca é extremamente rara. A incidência anual aumenta dramaticamente no final da segunda década de vida e atinge o seu pico durante as duas décadas seguintes **(Sobel et al., 1998)**.

Etnia - entre as mulheres, o CCV foi mais comum nas negras do que nas brancas. ***Influência hormonal*** - as primeiras evidências sugerem que as mulheres em menopausa natural que recebem terapia de substituição de estrogénios exógenos correm um risco acrescido de CCV **(Marrazo J, 2003)**.

Contraceção - risco acrescido de infeção por VVC em mulheres que utilizam contraceptivos orais; existe também um risco acrescido de infeção quando se utiliza uma esponja vaginal contraceptiva e um contracetivo intrauterino **(Marrazo J, 2003)**.

Factores sexuais A CVV não é considerada uma doença sexualmente transmissível, uma vez que a candidíase é considerada parte da flora vaginal normal. No entanto, estudos confirmaram que o agente patogénico da candidíase é transmitido através de relações sexuais vaginais e outras formas de atividade sexual **(Nyirjesy e Sobel, 2003)**.

Antibióticos - Os antibióticos foram identificados como um fator de risco para o desenvolvimento de CCV em algumas mulheres, mas o mecanismo exato desta associação não é bem compreendido. Esta complicação também pode ocorrer após a aplicação tópica de solução de iodo e a aplicação tópica de metronidazol e clindamicina, e apenas uma minoria das mulheres que tomam antibióticos desenvolve CCV **(Marrazo J, 2003)**.

Factores relacionados com a alimentação - a maioria dos estudos não demonstrou que a alimentação excessiva ou insuficiente desempenha um papel importante na etiologia da SCV esporádica ou recorrente **(Nyirjesy e Sobel, 2003).**

Diabetes - a colonização e as infecções ***vaginais*** são também mais frequentes nas mulheres **com** diabetes **(Sobel et al., 1998).**

1.4.4 Diagnóstico

- Os sinais e sintomas clínicos da VVC incluem comichão vulvovaginal, irritação, feridas, dispareunia, sensação de ardor ao urinar e um corrimento esbranquiçado e ondulante.
- Todos estes exames devem ser confirmados por análises laboratoriais para que o diagnóstico seja fiável.
- A microscopia fisiológica salina pode detetar blastosporos e pseudófagos de leveduras em cerca de 30-50% das pacientes com CVM sintomática (são efectuados esfregaços microscópicos da mucosa vaginal para detetar hifas, pseudófagos ou leveduras em brotamento).
- Um esfregaço corado com hidróxido de potássio, coloração de Gram ou azul de metileno pode ajudar a detetar diretamente a célula fúngica.
- No entanto, estes dois testes, juntamente com um pH vaginal normal, são importantes para confirmar o diagnóstico de CVV e excluir outras causas **(Sobel et al., 1998).**

1.4.5 Métodos de tratamento

Os métodos de tratamento da candidíase vulvovaginal envolvem principalmente um tratamento tópico. O tratamento pode exigir uma utilização prolongada de 3 a 5 meses para ser mais eficaz. A utilização prolongada de um medicamento aumenta a probabilidade de a dose não ser cumprida e de os efeitos secundários aumentarem. Por conseguinte, é preferível desenvolver um medicamento que possa ser utilizado com menos frequência e mantido durante um período mais longo.

1.5 Caraterísticas anatómicas e fisiológicas do trato vaginal

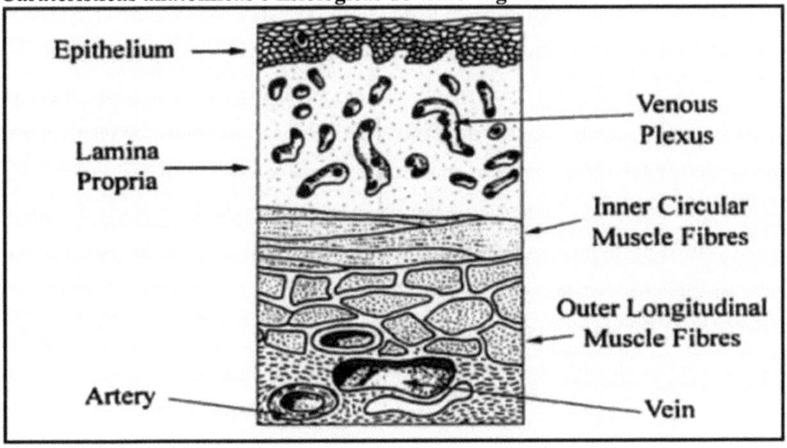

Figura **1:** Representação esquemática da **vagina**

A vagina é um órgão tubular, fibro-muscular, que se estende desde o colo do útero até ao vestíbulo e mede aproximadamente 9 cm de comprimento. Histologicamente, a vagina é composta por quatro camadas diferentes - epitélio em placas estratificadas, lâmina própria ou túnica, camada muscular e adventícia **(Platzer et al., 1978)** (Figura 1). A camada mucosa forma uma série de dobras transversais, conhecidas como rugas, que aumentam consideravelmente a sua superfície. A mucosa desempenha uma série de funções fisiológicas importantes e tem um papel importante na absorção ou na ação dos medicamentos. O pH da vagina é mantido pelos lactobacilos presentes numa vagina saudável, que desempenham um papel importante no combate às infecções causadas por agentes patogénicos comuns. Produzem também outros compostos bactericidas, como o peróxido de hidrogénio, uma substância semelhante à bacteriocina e possivelmente um biotensioactivo **(Desphande et al., 1992)**.

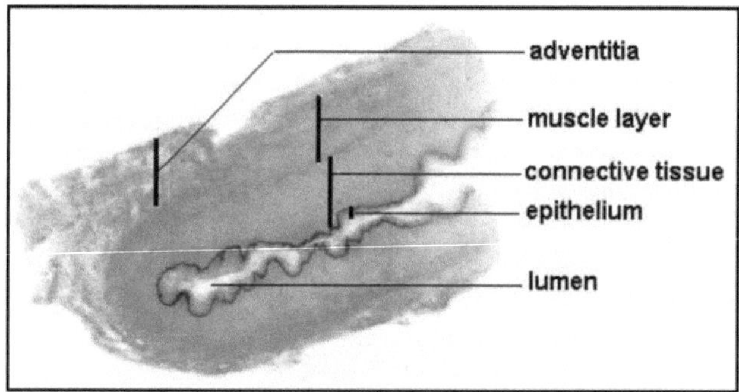

Figura 2: Secção transversal da vagina

Histologicamente, a vagina é um tubo de músculo liso revestido por uma mucosa espessa. A olho nu, pode observar-se um epitélio estratificado, não queratinizado e irregular, sob o tecido conjuntivo e o músculo liso circundantes. A mucosa vaginal tem veias transversais pronunciadas, mas estas não são visíveis em secção transversal. As células epiteliais achatadas na superfície do epitélio parecem inchadas e vazias. Isto deve-se ao facto de estarem cheias de glicogénio, que é eliminado durante a fixação. Quando as células se desprendem da superfície, as bactérias que residem no lúmen fermentam o glicogénio que elas contêm. Isto mantém um pH baixo na vagina. O tecido conjuntivo imediatamente abaixo do epitélio é bastante celular e é designado por lâmina própria. No entanto, não existe uma linha divisória clara entre esta camada e a submucosa, muito menos celular, que se encontra por baixo.

1.5.1 Caraterísticas fisiológicas da vagina

O pH vaginal normal é de 4,5-5,5 em mulheres na pré-menopausa, embora as caraterísticas vaginais se alterem com o ciclo menstrual, em particular o pH e o fluido vaginal (o volume, a composição e as propriedades reológicas alteram-se). O pH normal é mantido pelos lactobacilos, que convertem o glicogénio das células epiteliais descamadas em ácido lático, que desempenha um papel importante no combate à infeção por agentes patogénicos comuns **(Richardson et al., 1992)**. Estes organismos produzem também outros compostos que matam as bactérias, como o peróxido de hidrogénio, substâncias semelhantes às bacteriocinas e possivelmente biossurfactantes. A presença destes micróbios e dos seus possíveis metabolitos pode ter alguma influência na estabilidade intravaginal do dispositivo vaginal de administração de medicamentos e no perfil de libertação controlada. A ecologia vaginal é influenciada por factores como o teor de glicogénio das células epiteliais, a glicose, o pH, as alterações hormonais e o trauma durante a relação sexual, os métodos contraceptivos, a idade, os tratamentos antimicrobianos e o parto. A vagina tem caraterísticas únicas em termos de pH, microflora e alterações cíclicas que devem ser tidas em conta no desenvolvimento e avaliação de um sistema de administração. Qualquer sistema de administração de medicamentos na vagina deve ter em conta a presença destas bactérias e não as perturbar, o que é necessário para manter um ambiente vaginal saudável. As secreções menstruais do colo do útero e do corpo do útero têm um efeito alcalinizante e aumentam o pH. Como já foi referido, as variações dos níveis hormonais (nomeadamente de estrogénios) durante o ciclo menstrual provocam numerosas alterações na vagina, tais como a espessura da camada epitelial, a largura dos canais intercelulares, o pH, o fluido vaginal e a atividade enzimática (endopeptidases e aminopeptidases) **(Alexander et al., 2004)**. O volume, a composição e as propriedades reológicas do fluido vaginal são muito variáveis. Estes factores devem ser tidos em conta na conceção de uma forma de dosagem. O pH vaginal, que desempenha um papel importante no controlo das infecções, é um parâmetro importante que influencia a eficácia do sistema de administração de medicamentos. Como a maioria dos fármacos são electrólitos fracos, o pH pode alterar o grau de ionização. Por outro lado, qualquer alteração do pH pode influenciar o perfil de libertação de fármacos sensíveis ao pH do sistema vaginal de administração de fármacos **(Hwangs et al., 1977)**.

1.5.2 Absorção de medicamentos através da vagina

Anteriormente, pensava-se que a vagina era um órgão incapaz de absorver medicamentos por via sistémica. No entanto, os relatórios de Macht de 1918 provaram o contrário. Ele relatou a absorção de morfina, atropina e iodeto de potássio após administração vaginal **(Macht et al., 1918)**. A observação de que a maioria dos fármacos utilizados no tratamento de infecções locais atinge concentrações significativas no soro **(Song et al., 2004)** e a maior permeabilidade da vagina a determinadas substâncias (como a água, o 17-in-estradiol, a arecolina e a arecaidina), em comparação com a mucosa intestinal **(Katz et al., 1992)**, apresentaram-na como uma via preferida para a administração sistémica. Os parâmetros fisiológicos, como o pH, o volume e a viscosidade do fluido vaginal, a espessura e a porosidade do epitélio, as alterações cíclicas e as propriedades físico-químicas dos fármacos, como o peso molecular, a lipofilicidade e a ionização, influenciam a absorção dos fármacos pelo epitélio vaginal.

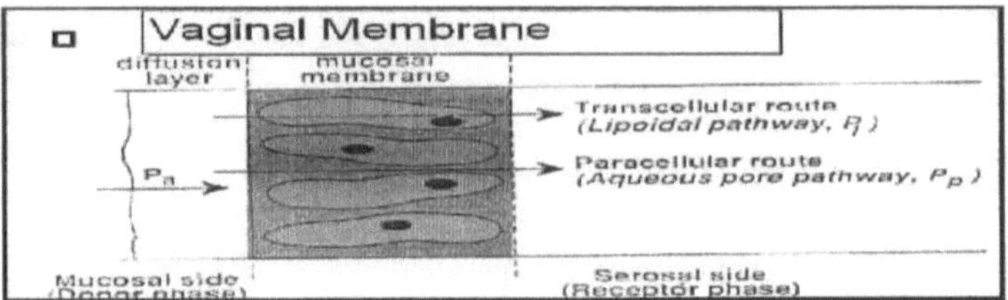

Figura 3: Absorção vaginal do medicamento

Tal como acontece com outras vias de administração através da mucosa, o transporte do fármaco através da membrana vaginal pode ocorrer por vários mecanismos diferentes, como se mostra na Figura 3.3: **(a)** difusão através da célula num gradiente de concentração (transcelular), **(b)** transporte mediado pelo recetor e **(c)** difusão através de junções celulares densas (intercelular). A natureza e o volume do fluido vaginal também podem desempenhar um papel determinante na absorção do fármaco. A penetração através do muco é mais complexa do que a simples difusão e envolve efeitos adicionais, como a hidrodinâmica e os fenómenos electrostáticos. Na descrição clássica de Fix da transferência de massa em soluções homogéneas e diluídas, a difusividade relaciona o fluxo de massa com o gradiente de concentração. No entanto, no caso de um sistema heterogéneo multicomponente como o muco vaginal, as estratégias são diferentes. A concentração de uma dada espécie no muco depende tanto da permeabilidade no interior do muco como da resistência na interface entre o suporte e o muco. Neste caso, o suporte pode ser um líquido ou um objeto ou película polimérica. O modelo matemático de transporte introduz um coeficiente de distribuição de equilíbrio (*K*) que relaciona a concentração de solvente de equilíbrio nos dois suportes. Além disso, nos processos de transporte pode prevalecer um comportamento de separação não equilibrado e instável. Uma vez que o fármaco deve estar em solução antes de ser absorvido, a presença de uma película ou solução pode ser uma vantagem, enquanto uma consistência densa pode ser um obstáculo. A absorção de um fármaco pouco solúvel em água pode aumentar à medida que o volume do líquido aumenta. Além disso, o muco vaginal espesso pode favorecer a bioadesão das partículas. Um grande volume de líquido requer geralmente a lavagem do fármaco ou de todo o sistema de administração.

A administração vaginal pode ser utilizada tanto para a administração sistémica como para a administração local, em função do resultado terapêutico pretendido. Esta última opção continua a ser a escolha ideal para o tratamento de doenças que se manifestam na própria cavidade uterina.

A maior parte das preparações vaginais são, portanto, utilizadas para tratar infecções vaginais (infecções sexualmente transmissíveis) ou para contraceção. Desde a antiguidade, existem várias formas de tratar as doenças vaginais. Nas mulheres, as infecções mais comuns não são sexualmente transmissíveis, mas sim endógenas, ou seja, resultam de um desequilíbrio da flora normal e protetora do sistema reprodutor. O tratamento das infecções do aparelho reprodutor ou das infecções sexualmente transmissíveis constitui um desafio em termos de diagnóstico exato e de tratamento adequado. As infecções do trato reprodutivo não tratadas não só são doenças graves por si só, como também podem aumentar o risco de aquisição e transmissão do VIH, razão pela qual é tão importante desenvolver um sistema sustentável de administração de medicamentos por via vaginal (VDDS).

1.5.3 Idealidade de um sistema intravaginal de administração de fármacos Um sistema vaginal ***ideal*** de administração de fármacos deve ter uma série de caraterísticas importantes (**Alexander et al., 2004)**, tais como

1. Fácil de usar, faça você mesmo, barato e amplamente disponível
2. Aplicação reversível
3. Indolor para o paciente e seguro para utilização contínua
4. Comprometimento mínimo das funções corporais

Como já foi referido, os benefícios das VDS tópicas são muito significativos e estão disponíveis numa grande variedade de formas, incluindo revestimentos vaginais, comprimidos, espumas, películas, etc. Os sistemas modernos incluem etossomas, lipossomas e nanopartículas lipídicas sólidas (SLN). Os sistemas modernos incluem os etossomas, os lipossomas e as nanopartículas lipídicas sólidas (SLN). As SLN ganharam recentemente popularidade devido à sua menor toxicidade e facilidade de formulação. Podem também ser incorporadas em géis mucoadesivos, melhorando assim a retenção e a persistência do efeito.

1.6 Nanopartículas lipídicas sólidas: uma visão geral

As nanopartículas lipídicas sólidas estão a tornar-se cada vez mais importantes como transportadores de fármacos coloidais. As nanopartículas têm uma dimensão submicrónica (50-1000 nm) e são compostas por lípidos fisiológicos. À temperatura ambiente, as partículas encontram-se no estado sólido. Consequentemente, a mobilidade dos fármacos incorporados é reduzida, o que constitui um pré-requisito para a libertação controlada de fármacos. São estabilizadas por tensioactivos não tóxicos, como o poloxâmero e a lecitina. Em comparação com os transportadores tradicionais, as SLN combinam as vantagens das nanopartículas poliméricas e das emulsões gordas O/W para administração parentérica e tópica. As nanopartículas lipídicas sólidas são compostas por lípidos em nanoescala fisiológicos e biocompatíveis dispersos num meio aquoso e são adequadas para a administração de fármacos lipofílicos, hidrofílicos e pouco solúveis em água. As nanopartículas lipídicas sólidas são estabilizadas por um agente tensioativo. Para aplicações farmacêuticas, todos os excipientes devem ter o estatuto de "Geralmente Reconhecido como Seguro" (GRAS) **(Mehnert et al., 2001)**. As vantagens do SLN incluem uma maior estabilidade física, baixo custo, fácil aumento de escala e fabrico, libertação controlada e proteção dos ingredientes activos. A figura 4 mostra a estrutura teórica de uma SLN individual.

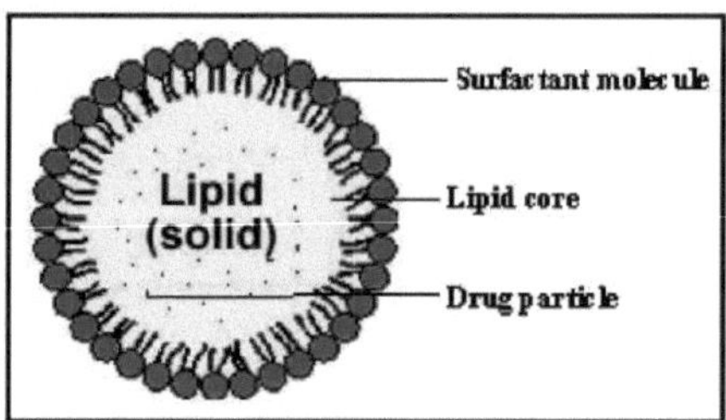

Figura 4: Representação do SLN

1.6.1 Excipientes utilizados em nanopartículas lipídicas sólidas

Os componentes típicos das nanopartículas lipídicas sólidas incluem lípidos sólidos, emulsionantes, co-emulsionantes e água. O termo lípido é aqui utilizado em sentido lato e inclui triglicéridos (por exemplo, triestearina), glicéridos parciais (por exemplo, imvitor), ácidos gordos (por exemplo, ácido esteárico), esteróides (por exemplo, colesterol) e ceras (por exemplo, palmitato de cetilo) **(Jenning et al., 2000)**.

A. Seleção de lípidos

As matrizes lipídicas utilizadas para a produção de SLN devem fornecer partículas de dimensão nanométrica com boa capacidade de carga. As nanopartículas lipídicas sólidas com uma rede cristalina menos ordenada (monoestearato de glicerilo) apresentam um elevado grau de incorporação do fármaco em comparação com os lípidos com uma rede cristalina altamente ordenada (palmitato de cetilo, tribenina). No entanto, a melhor estabilidade física foi obtida com lípidos altamente ordenados, como a tripalmitina, em comparação com lípidos menos ordenados, como o monoestearato de glicerilo. O monoestearato de glicerilo é altamente instável e ocorre um crescimento significativo das partículas nos dias seguintes à preparação **(Jenning e Gohla, 2000).** Um ponto importante a considerar ao escolher um lípido é a sua capacidade de carga. A elevada capacidade de carga é conseguida perturbando significativamente a estrutura cristalina do lípido, utilizando uma mistura de óleos de glicéridos de cadeia média miscíveis e glicéridos de cadeia longa **(Jenning e Gohla, 2001)**. Os lípidos que formam partículas altamente cristalinas com uma estrutura perfeita (triglicéridos) provocam a deslocação do fármaco, enquanto os lípidos complexos formam cristais menos perfeitos com mais imperfeições, deixando espaço para as moléculas do fármaco.

B. Escolha do emulsionante

Os emulsionantes são utilizados para conferir aos SLN uma estabilidade suficiente através do revestimento da sua superfície. O emulsionante deve ser não tóxico, compatível com outros excipientes e capaz de produzir o tamanho desejado com uma quantidade mínima. Uma quantidade excessiva de emulsionante pode reduzir a eficácia da contenção e provocar uma libertação abrupta do fármaco, o que pode ter efeitos tóxicos, ao passo que uma quantidade insuficiente conduz à aglomeração das partículas **(Muller et al., 2000)**. Por conseguinte, é necessário otimizar a concentração do tensioativo para obter SLN estáveis.

1.6.2 Preparação do SLN

A homogeneização de alto cisalhamento e os ultra-sons são métodos de dispersão utilizados para preparar nanodispersões lipídicas sólidas **(Eldem et al., 1991)**. Ambos os métodos estão muito difundidos e são fáceis de aplicar. Além disso, a utilização de ultra-sons deve ter em conta a contaminação por metais.

A. Homogeneização a alta pressão (HPH)

O HPH empurra o líquido a alta pressão (100-2000 bar) através de uma fenda estreita (da ordem de alguns micrómetros). O líquido é acelerado a velocidades muito elevadas num percurso muito curto. Graças à elevada tensão de cisalhamento, as partículas são esmagadas até ao nível submicrónico. O teor típico de lípidos situa-se entre 5 e 10%. Concentrações lipídicas ainda mais elevadas (até 40%) foram homogeneizadas em nanodispersões lipídicas **(Lippacher et al., 2000)**. Para obter SLN, podem ser utilizadas duas abordagens gerais para a fase de homogeneização: quente e fria.

B. Produção de SLN por emulsificação/evaporação com solvente

O processo de emulsificação/evaporação de solvente adapta métodos anteriormente utilizados para a produção de micro e nanopartículas poliméricas. O lípido sólido é dissolvido num solvente orgânico imiscível (por exemplo, ciclo-hexano ou clorofórmio), que é emulsionado na fase aquosa. Após a evaporação do solvente, forma-se uma dispersão de nanopartículas por precipitação do lípido no meio aquoso.

C. Produção de SLN por injeção de solvente

O método de injeção de solvente foi desenvolvido por **Fessi** para a preparação de nanopartículas de polímeros **(Fessi et al., 1989)**. As nanopartículas só foram obtidas com solventes que se dispersam muito rapidamente na fase aquosa (por exemplo, etanol, acetona, DMSO), enquanto as partículas maiores foram obtidas com solventes mais lipofílicos. De acordo com Fessy, o tamanho das partículas é largamente determinado pela velocidade dos processos de distribuição, pelo que apenas podem ser utilizados solventes miscíveis com água. O método de injeção de solvente também pode ser utilizado para obter nanopartículas lipídicas sólidas **(Hu et al., 2002)**. No entanto, este método está limitado a lípidos solúveis num solvente orgânico polar.

1.6.3 Etapas secundárias da produção de nanopartículas lipídicas sólidas

A. Esterilização

A esterilização dos LNS é o principal processo utilizado para os LNS. Os métodos de esterilização mais comuns incluem a autoclavagem, a filtração, a irradiação E o fabrico assético. Destes, a autoclavagem a 121°C e 2 bar de pressão durante, pelo menos, 15 minutos é o mais popular e prático. A elevada temperatura atingida durante a autoclavagem resulta na formação de uma nano-emulsão O/W quente. Quando os sistemas são arrefecidos lentamente, os SLNs reformam-se, mas algumas nanodrogas coalescem para formar grandes SLNs, com o diâmetro médio dos SLNs a aumentar ligeiramente e o índice de polidispersão a mudar ligeiramente após a autoclavagem, mas as partículas permanecem na zona coloidal. Um aspeto a considerar ao esterilizar SLNs por autoclavagem é a recristalização descontrolada do lípido fundido, que pode levar a uma perda das propriedades de libertação controlada. A estabilidade durante a autoclavagem depende do tensioativo, do lípido e da sua concentração. As dispersões SLN também podem ser esterilizadas por filtração. É muito importante que sejam filtradas no estado líquido; isto permite que as partículas maiores do que o tamanho do poro do filtro sejam filtradas. Em alternativa, os SLN podem ser preparados assepticamente utilizando métodos já conhecidos na indústria farmacêutica **(Muller et al., 2000)**.

B. Liofilização

A liofilização é uma forma promissora de melhorar a estabilidade química e física do SLN durante longos períodos. A adição de crioprotectores é necessária para reduzir a agregação de SLN e redispersar melhor o produto seco. Os crioprotectores típicos são o sorbitol, a manose, a trealose e a glucose **(Mehnert et al., 2001)**.

C. Secagem por pulverização

Trata-se de um método alternativo de liofilização para transformar uma dispersão aquosa de SLN num produto seco. A percentagem de SLN na dispersão e o tipo e quantidade de açúcar utilizado no processo influenciam a qualidade do produto. A secagem por pulverização pode levar à agregação das partículas devido à alta temperatura, às forças de cisalhamento e à fusão parcial das partículas. Frietas recomendou a utilização de lípidos com um ponto de fusão >70°C para a secagem por pulverização **(Mehnert et al., 2001)**.

1.6.4 Planos de inclusão de medicamentos

Três modelos básicos de incorporação de fármacos (Figura 5) . Modelo de solução sólida . O modelo núcleo-casca (casca enriquecida com fármaco)

. Modelo do invólucro do núcleo (núcleo enriquecido com fármaco)

A matriz SLN é uma solução sólida (ou seja, o ingrediente ativo está disperso a nível molecular numa matriz lipídica) quando as partículas são preparadas por homogeneização a frio sem a utilização de um agente tensioativo ou sem um agente tensioativo que dissolva o ingrediente ativo. Um modelo core-shell com um invólucro enriquecido com fármaco é obtido pelo método de fabrico descrito (Figura 6), que envolve a redistribuição do fármaco durante o arrefecimento. Um núcleo-casca enriquecido com fármaco é detectado quando o fármaco precipita antes de o lípido recristalizar **(Muller et al., 2000)**.

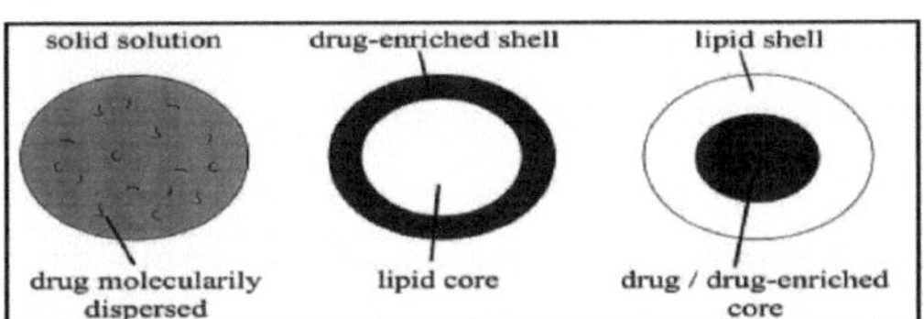

Figura 5: Modelos estruturais propostos para perfis de carga de substâncias activas em nanopartículas lipídicas

Isto deve ser conseguido através da dissolução do ingrediente ativo no lípido fundido com uma solubilidade de saturação ou próxima desta. O arrefecimento da nanoemulsão leva à supersaturação do ingrediente ativo no lípido fundido, seguida da cristalização do ingrediente ativo antes da cristalização do lípido. O arrefecimento adicional leva à recristalização do lípido, que envolve o núcleo do ingrediente ativo sob a forma de uma membrana. Esta membrana lipídica contém apenas o ingrediente ativo a uma concentração correspondente à solubilidade saturada do ingrediente ativo à temperatura de recristalização do lípido.

1.6.5 Libertação de substâncias activas de nanopartículas lipídicas sólidas

Os perfis de libertação são pouco ou nada influenciados pela dimensão das partículas; os factores dominantes que influenciam a forma do perfil são os parâmetros de produção (concentração de tensioativo, temperatura) e a natureza da matriz lipídica. O perfil de libertação pode ser explicado pelo efeito da distribuição do agente ativo entre a fase lipídica fundida e a fase aquosa do tensioativo durante o fabrico das partículas. Durante a preparação das partículas por homogeneização a quente, a substância ativa é transferida da fase oleosa líquida para a fase aquosa (Figura 6).

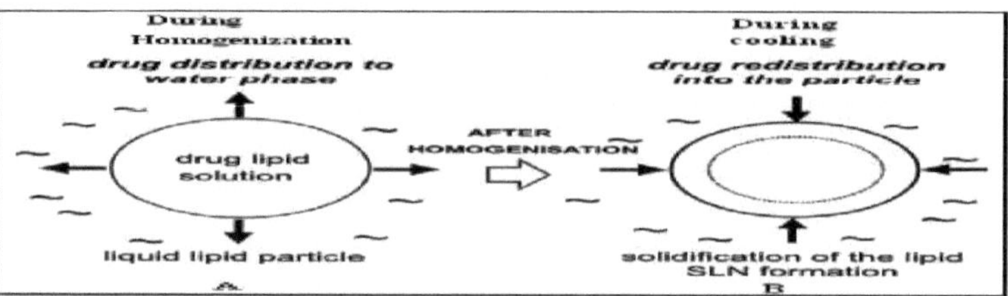

Figura 6: Efeitos da redistribuição da substância ativa durante a produção de SLN, (A) redistribuição da substância ativa da fase lipídica para a fase aquosa a temperatura elevada, (B) redistribuição da substância ativa na fase lipídica após arrefecimento do sistema coloidal resultante.

A quantidade de fármaco que passa para a fase aquosa aumenta com a solubilidade do fármaco na fase aquosa. Também aumenta com o aumento da temperatura da fase aquosa e da concentração de surfactante. Quanto mais elevada for a temperatura e a concentração do tensioativo, maior será a solubilidade de saturação do fármaco na fase aquosa. Quando o produto da nanoemulsão O/W é arrefecido, a outra solubilidade do fármaco na fase aquosa diminui continuamente à medida que a temperatura da fase aquosa diminui, o que significa que há uma redistribuição do fármaco para a fase lipídica. Quando a temperatura de recristalização dos lípidos é atingida, começa a formar-se um núcleo lipídico sólido e o fármaco presente na fase lipídica a esta temperatura é transferido para este núcleo lipídico sólido. Ao baixar a temperatura de dispersão, a pressão exercida sobre a substância ativa devido à sua menor solubilidade em água aumenta ainda mais, de modo a que esta se separe novamente na fase lipídica. O núcleo já cristalizado torna-se inacessível ao ingrediente ativo, que se concentra então no invólucro exterior ainda líquido do SLN e/ou na superfície da partícula **(Muller et al., 2000)**. A quantidade de substância ativa contida no invólucro exterior e na superfície da partícula é libertada de forma explosiva; a substância ativa contida no núcleo da partícula é libertada durante um período mais longo. O grau de libertação explosiva pode, por conseguinte, ser controlado pela solubilidade do ingrediente ativo na fase aquosa durante o fabrico, ou seja, pela temperatura e pela concentração de tensioativo. O fabrico à temperatura ambiente evita a estratificação do fármaco na fase aquosa e a subsequente ressaturação na fase oleosa, pelo que não se verifica a libertação explosiva. ('Para evitar ou minimizar o rebentamento, os SLN podem ser fabricados sem tensioactivos ou com tensioactivos que não conseguem dissolver o ingrediente ativo **(Zur-Muhelen et al., 1998)**.

1.6.6 Caracterização de uma nanopartícula lipídica sólida

a) Determinação do tamanho das partículas e do potencial zeta

O tamanho das partículas e o potencial zeta da amostra de controlo e da preparação foram medidos por espetroscopia de correlação de fotões com o Zetasizer.

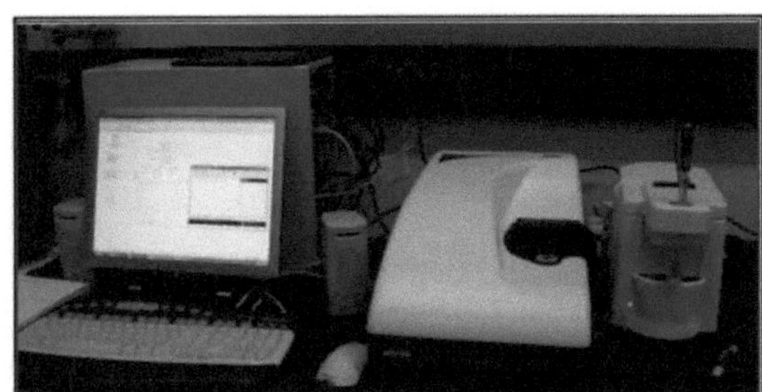

Figura 7: O Zetasizer de Malvern

b) Determinação da eficiência de preensão

A eficiência da captura é determinada medindo a concentração do fármaco livre (sem captura) num meio aquoso, conforme descrito **(Venishetty et al., 2007)**. Para a ultracentrifugação, foram utilizados tubos Centrisart (Sartorius, EUA) com um peso molecular de 2000 Da. Coloca-se um volume de 1 ml de fármaco na câmara exterior, a câmara de recuperação da amostra é colocada sobre a amostra e centrifugada durante 10 minutos a 10 000 rpm, enquanto o fármaco permanece na câmara exterior com o fármaco encapsulado e a fase aquosa passa através do filtro de membrana para a câmara de recuperação da amostra. A quantidade de fármaco não encapsulado presente na fase aquosa foi medida utilizando o medidor de amostras.

pelo método UV. A eficiência de captura (CE) da preparação SLN foi calculada utilizando as seguintes fórmulas:

Percentage of Entrapment Efficiency (EE%)= $(A_{total} - A_{unentrapped}) / A_{total}$ X 100

Where :

A_{total} = Total amount of ciclopirox in SLN and;

$A_{unentrapped}$= Unentrapped ciclopirox in SLN.

c) Morfologia por microscopia eletrónica de transmissão (TEM)

A morfologia da superfície de nanopartículas lipídicas sólidas carregadas com fármacos é estudada utilizando a microscopia eletrónica de transmissão. A microscopia eletrónica de transmissão funciona segundo o mesmo princípio que um microscópio ótico, mas utiliza electrões em vez de luz. A MET utiliza um eletrão como fonte de luz, que tem um comprimento de onda muito mais curto, dando uma resolução mil vezes superior à de um microscópio ótico. A fonte de luz na extremidade do microscópio emite electrões que atravessam o vácuo na coluna do microscópio. O TEM utiliza lentes electromagnéticas para concentrar os electrões num feixe muito fino. O feixe de electrões é então dirigido através da amostra. Dependendo da densidade do material, alguns electrões são dispersos e desaparecem do feixe. Na extremidade inferior do microscópio, os electrões não dispersos revelam um ecrã fluorescente no qual aparece uma imagem sombreada da amostra, na qual as diferentes partes estão representadas de acordo com a sua densidade. A imagem pode ser examinada diretamente pelo operador ou fotografada com uma câmara.

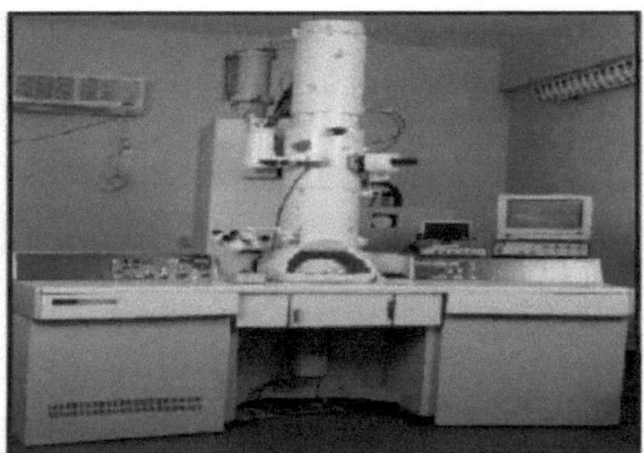

Figura 8: **Microscópio eletrónico de transmissão**

d) Índice de cristalinidade de acordo com os dados DSC

A análise DSC foi efectuada com um Perkin Elmer Pyris 6 DSC, EUA. $^{-1}$Na gama de 50-300°C, foi utilizada uma taxa de aquecimento de 10°C/min. $^{-1}$A análise foi realizada sob purga de azoto inerte (35 mlmin). Aproximadamente 5 mg da amostra foram colocados em recipientes de amostra de alumínio padrão, hermeticamente fechados, para análise, sendo o recipiente vazio utilizado de cada vez como referência.

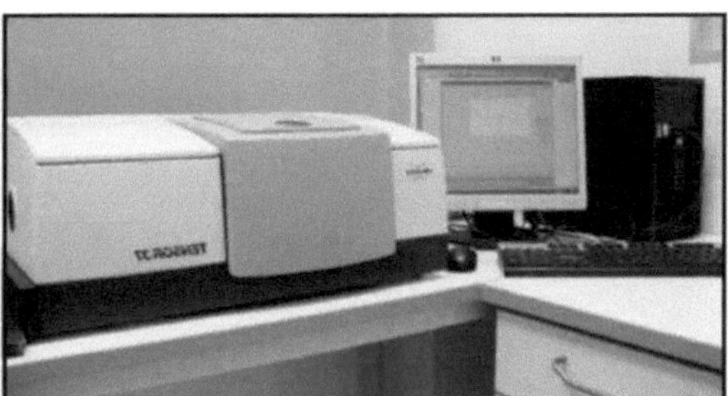

Figura 9: Calorímetro diferencial de varrimento

e) Espectroscopia de infravermelhos com transformada de Fourier (FTIR) SLNs

Os espectros de transmissão FT-IR da composição são geralmente obtidos pelo método do disco de brometo de potássio (KBr) (aproximadamente 5 mg de amostra por 100 mg de KBr seco). A mistura de KBr e da composição é moída até se obter um pó fino e comprimida num disco sob uma prensa hidráulica a 10.000 psi. $^{-1}$Cada disco de KBr é analisado com um número de onda entre 400 e 4000 cm. São registados picos caraterísticos para diferentes amostras.

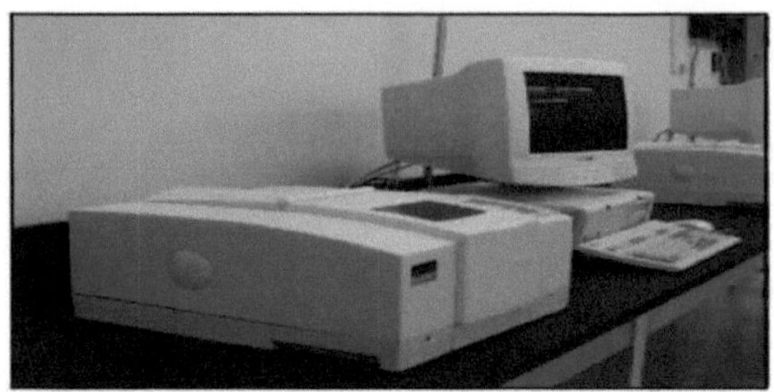

Fig. 10: Espectroscópio FT-IR

f) Difractometria de raios X de grande ângulo (WXRD)

Foi efectuada difractometria de raios X de ângulo alargado para estudar a cristalinidade da formulação. Os difractogramas de raios X comparativos do fármaco puro, do lípido e do SLN fornecem informações sobre o estado sólido do fármaco e da formulação.

CAPÍTULO 2

Justificação

Estudo e plano de trabalho

2.0 RAZÕES DO ESTUDO

O objetivo deste estudo foi produzir e caraterizar nanopartículas lipídicas sólidas (SLN) de um agente antifúngico (ciclopirox-olamina) e dosificá-lo sob a forma de um gel mucoadesivo para o tratamento da candidíase vulvovaginal crónica. Os principais agentes patogénicos da CVV são *a Candida albicans* e *a C. glabrata*. Encontram-se no tecido vaginal até 10 camadas de profundidade, o que explica a elevada taxa de insucesso das tentativas de tratamento tópico **(Hans J, 2010)**. A ciclopirox-lamina foi concebida para este fim em tamanho nanométrico, o que lhe permite penetrar profundamente no tecido vaginal e libertar lentamente as substâncias activas. Além disso, a vagina não é imediatamente exposta à dose total de ingrediente ativo, o que minimiza os potenciais efeitos tóxicos no epitélio vaginal **(Kailasam et al., 2010)**. Além disso, é incorporado no gel mucoadesivo, o que aumenta o tempo de retenção da substância ativa nos tecidos vaginais. O ciclopirox olamina é o medicamento tópico mais eficaz para o tratamento de microrganismos resistentes ao clotrimazol e à nistatina. Também é eficaz contra isolados de *Candida glabrata*, que são altamente insensíveis ao fluconazol e a outros agentes antifúngicos e podem ser resistentes em muitos casos. É um agente antifúngico de largo espetro que também tem um efeito penetrante profundo e espermicida. Para além disso, todas as espécies de Candida clinicamente relevantes são sensíveis ao ciclopirox-olamina.

Assim, o desenvolvimento da ciclopiroxolamina numa escala nanométrica ajudará a penetrar profundamente no tecido vaginal e o polímero mucoadesivo promoverá a adesão durante um longo período, como se mostra **na Figura 11.**

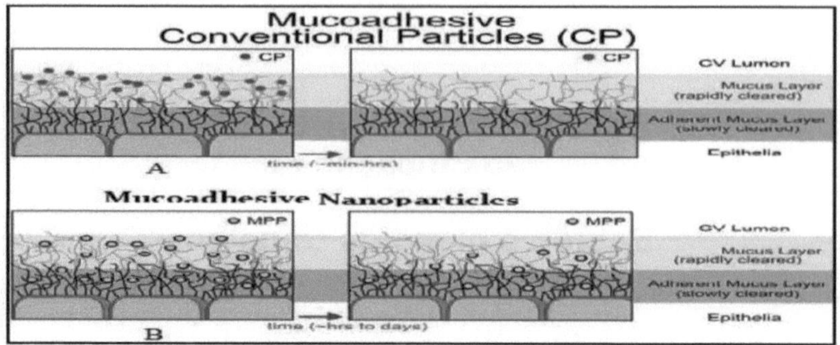

Figura 11: Ilustração da adesão de uma nanopartícula mucoadesiva à mucosa vaginal

2.1 Porquê a ciclopirox-olamina?

- O Ciclopirox é altamente eficaz contra a cândida.
- Até à data, não foram detectadas estirpes resistentes de fungos.
- É absorvido através da pele e das paredes vaginais, mas apenas 2-6% passa para a corrente sanguínea.
- Elimina o VIH e outros agentes patogénicos das IST, bem como as bactérias e os fungos que causam a VB.
- Tem um potencial mínimo para o desenvolvimento de mutações do VIH ou de resistência fúngica.
- Tem uma citotoxicidade limitada para as células hospedeiras e é seguro em estudos animais de irritação vaginal.
- Pode prejudicar o crescimento dos lactobacilos, mas não provoca a sua morte.
- Trata-se de um novo medicamento que demonstrou uma eficácia muito boa em comparação com outros medicamentos desta família.
- Um antifúngico de largo espetro com excelente eficácia contra a maioria dos fungos patogénicos, incluindo *a Candida albicans*.
- Tem um forte efeito esterilizante com baixa toxicidade.
- É indicada a ação contra bactérias gram-positivas e gram-negativas.
- Exerce uma ação anti-inflamatória inibindo a formação dos mediadores inflamatórios 5-lipooxigenase e ciclo-oxigenase.
- Como é lipofílico, a utilização de um veículo adequado (mucoadesivo) ajuda a controlar a penetração do medicamento na vagina.
- O Ciclopirox tem um espetro de ação equilibrado e inibe todas as leveduras e bolores dentro de um intervalo de concentração estreito, ou seja, uma CIM entre 1 e 4 µg/ml.

2.2 Porquê a via vaginal?

- A infeção vaginal é uma infeção local.
- Incentiva a utilização de formas farmacêuticas de libertação prolongada.
- Confortável para os doentes, especialmente para tratamentos de longa duração, em comparação com os medicamentos dos seus pais.
- Os medicamentos orais têm efeitos tóxicos significativos e esta via de administração minimiza esses efeitos secundários.

2.3 Porquê nanopartículas lipídicas sólidas?

- Fornecimento local de medicamentos
- Como a maioria dos lípidos é biodegradável, os SLN oferecem uma excelente biocompatibilidade.
- Potencial para uma forma galénica de libertação prolongada.
- Não há biotoxicidade do substrato.
- Evitar a utilização de solventes orgânicos.
- Reduzir a frequência com que toma os seus medicamentos.
- Sem problemas de produção em grande escala e de esterilização.
- Biodegradável, resistente à coalescência, à hidrólise e ao crescimento de partículas.
- Melhorar a estabilidade dos medicamentos.

2.4 Objetivo do estudo

"Desenvolvimento de uma formulação lipídica sólida baseada em nanopartículas de ciclopiroxolamina que é eficaz, segura e tolerada pelos pacientes para o tratamento da candidíase vulvovaginal crónica".

2.5 Plano de trabalho

1. Caracterização física e estudos preliminares de composição

> Análise espetral UV

> Estudo FT-IR

> DSC do medicamento

> Fator de separação e outros estudos

2. Metodologia analítica

> Avaliação espectrofotométrica UV

3. Desenvolvimento de nanopartículas lipídicas sólidas

> Ultrassom

> Evaporação de solventes

> Trauma de Olwent

4. Caraterística do SLN

> Análise granulométrica

- Difractometria laser
- Espectroscopia de correlação de fotões

> Eficiência de deteção

> Microscopia eletrónica de transmissão

> Microscopia eletrónica de varrimento

> Calorímetro diferencial de varrimento

5. Transformação do sistema optimizado em géis adequados
6. Avaliação da *libertação da substância ativa in* vitro e *in situ.*
7. Testes histopatológicos *in vitro.*
8. *Estudos de toxicidade in vivo*
9. Bioadesão
10. Estudo reológico
11. Estudos sobre a permeação e a permeabilidade das membranas

Estudo de estabilidade em conformidade com a diretiva ICH.

CAPÍTULO 3

Verificar

Literatura

3.1 REVISÃO DA LITERATURA

Para a realização do trabalho de investigação planeado, foi analisada a seguinte literatura.

3.2 Sistema bioadesivo para administração vaginal de medicamentos

A bioadesão pode ser definida como um estado em que dois materiais, pelo menos um dos quais é de natureza biológica, são mantidos juntos por forças. As formulações vaginais tradicionais têm inconvenientes como a fraca fixação ao epitélio vaginal, fugas e sujidade, o que é desagradável para a utilizadora. Para ultrapassar estes problemas, são utilizados nas formulações vaginais polímeros bioadesivos como o policarbofilo, a hidroxipropilcelulose, a quitosana, a carragenina, o alginato de sódio, os polímeros tiolizados e os poliacrilatos. Os géis são uma das formulações mucoadesivas mais estudadas para a administração vaginal de medicamentos **(Edsman et al., 2005)**. Os géis são sistemas semi-sólidos constituídos por uma pequena quantidade de sólido disperso numa quantidade relativamente grande de líquido, mas são inerentemente mais sólidos. Estes sistemas formam uma matriz polimérica tridimensional na qual existe um elevado grau de reticulação física ou química. Apresentam várias vantagens em relação a outros sistemas de administração vaginal, incluindo a segurança, a versatilidade e a relação custo-eficácia **(Justin-Temu et al., 2004)**. A forma de gel tem a vantagem, em relação à forma de comprimido, de ter um contacto mais superficial e de ser menos irritante.

Nayak et al, 2010 O estudo centrou-se no desenvolvimento e na caraterização de microcápsulas de metronidazol produzidas por modificação térmica utilizando diferentes proporções (1:1, 1:2 e 1:4) de etilcelulose, a fim de selecionar a melhor microcápsula, formulação com boa eficiência de encapsulação e perfil de libertação da substância ativa. As microcápsulas obtidas eram discretas, esféricas, de fluxo livre e foram analisadas em termos de tamanho de partícula, forma, fluidez, espessura da parede, encapsulação do ingrediente ativo e *libertação in vitro*. As interações entre os suportes sólidos foram estudadas por espetroscopia FTIR e microscopia eletrónica de varrimento. As microcápsulas com um intervalo de tamanho estreito de 23-68pm mostraram uma maior eficiência de encapsulação.

A formulação de microcápsulas MC3 selecionada (rácio ingrediente ativo/polímero 1:4) foi utilizada para preparar um gel com diferentes polímeros de carbopol (Carbopol-934, 940, 974 e 980) por agitação mecânica para produzir um gel bioadesivo contendo microcápsulas de metronidazol de libertação sustentada. Os géis bioadesivos preparados foram avaliados *in vitro* quanto ao pH, espalhabilidade, extrudabilidade, viscosidade, irritação vaginal, bioadesão, estabilidade acelerada e cinética de libertação do ingrediente ativo. *As experiências in vitro* mostraram uma libertação sustentada durante 24 horas e uma bioadesão aceitável do fármaco.

Kailasam et al (2010) desenvolveram e avaliaram um comprimido vaginal mucoadesivo de metronidazol. Neste estudo, foi desenvolvida uma nova forma de dosagem utilizando Carbopol 934P (CP 934P) e hidroxipropilmetilcelulose (HPMC K4M) como polímeros bioadesivos em diferentes proporções. A força mucoadesiva foi avaliada medindo a força de descamação da mucosa vaginal porcina. O CP 934P mostrou uma bioadesão máxima, diretamente proporcional ao seu conteúdo total. A capacidade de inchaço das preparações foi testada em gel de ágar. O índice de inchamento aumentou com o teor de HPMC. Foram igualmente efectuados estudos de libertação in vitro e in situ na mucosa vaginal de suínos. Os estudos biofarmacêuticos mostraram que a forma de administração era capaz de libertar o ingrediente ativo no prazo de 24 horas.

Shiva et al (2010) desenvolveram um gel intravaginal de metronidazol para o tratamento da vaginose bacteriana. O metronidazol (0,5%) foi formulado como um gel intravaginal utilizando polímeros bioadesivos naturais como o quitosano, a goma xantana e a gelatina. Para aumentar a solubilidade do metronidazol em água, este foi primeiro dissolvido numa mistura de PVP K30 e água (5:3) e adicionado à dispersão de polímeros. As formulações de gel intravaginal foram avaliadas em termos de pH, dispensabilidade, vaporização, viscosidade, teste de bioadesão, teste de suscetibilidade antimicrobiana e *libertação in vitro do ingrediente ativo*. Estas formulações mostraram uma libertação controlada do ingrediente ativo com boas propriedades mucoadesivas devido à presença de quitosano isolado e em combinação com goma xantana. Todas as experiências efectuadas confirmaram a aplicabilidade do gel intravaginal como um novo sistema excipiente para o tratamento tópico da vaginose bacteriana.

Dhara et al (2009) desenvolveram lipossomas contendo metronidazol para o tratamento tópico da vaginite, capazes de administrar eficazmente o fármaco incluído durante um longo período de tempo. Os lipossomas preparados foram incorporados no gel bioadesivo Carbopol 934P (1%). Os lipossomas foram preparados por um método simples de hidratação de película fina utilizando lecitina de soja e colesterol. [2]Foram realizados vários ensaios preliminares e 3 desenhos factoriais para otimizar a formulação. A proporção de fármaco para lecitina de soja e colesterol e o volume do meio de hidratação foram escolhidos como variáveis independentes. A percentagem de substância ativa, o tamanho das partículas e a libertação da substância ativa após 12 horas foram selecionados como variáveis dependentes. [0]Foram estudadas *a libertação in vitro da* substância ativa e a estabilidade da substância ativa em tampão fosfato pH 4,5 e fluido vaginal simulado (VFS) a 37±1 C. Foram efectuados estudos de estabilidade da suspensão lipossomal e do gel lipossomal. Todas as experiências efectuadas confirmaram a aplicabilidade dos lipossomas como um novo sistema excipiente para o tratamento tópico da vaginose bacteriana.

Bilensoy et al (2006) desenvolveram um gel vaginal de clotrimazol (1%) para o tratamento da vaginite. O gel vaginal foi preparado utilizando o polímero sensível ao calor Pluronic F127 (20%) com um polímero mucoadesivo como o Carbopol 934 (CP-934) e hidroxipropilmetilcelulose (HPMC). Foi utilizado HPMC 0,2% em ambas as formulações. O clotrimazol foi incorporado nos géis como um complexo de inclusão numa proporção molar de 1:1 com V-ciclodextrina para melhorar a sua solubilidade em água. A formulação foi optimizada em termos de comportamento reológico e verificou-se que o clotrimazol: v-ciclodextrina 1% com HPMC 0,2% em gel Pluronic F127 (20%) proporcionou uma libertação contínua e sustentada da substância ativa acima dos valores da CIM.

Simões et al (2006) compararam a eficácia do gel de substituição ácida (ACIDFORM) com a do gel de metronidazol no tratamento da vaginose bacteriana sintomática (VB). Após a confirmação do diagnóstico de VB, 30 mulheres solteiras foram incluídas num ensaio clínico aleatório, em dupla ocultação, e foram distribuídas aleatoriamente para receber 5 g de ACIDFORM ou 10% de gel de metronidazol por via intravaginal uma vez por dia durante cinco dias consecutivos. O gel ACIDFORM foi significativamente menos eficaz do que o gel de metronidazol em dose elevada no tratamento da VB sintomática.

Ning et al (2005) prepararam o antifúngico clotrimazol sob a forma de lipossomas e niosomas como alternativa aos fármacos convencionais para administração vaginal, de modo a permitir uma libertação sustentada e controlada. Os niosomas e os lipossomas foram incorporados num gel de Carbopol a 2%. Os exames histopatológicos não revelaram qualquer efeito no tecido vaginal, mesmo 24 horas após a administração, indicando que o medicamento é seguro.

Pavelic et al (2005) desenvolveram os antifúngicos cloranfenicol, clotrimazol e metronidazol sob a forma de lipossomas e incorporaram-nos no Carbopol 974 NF para o tratamento da vaginite. Foram efectuados *estudos in vitro* para todos os fármacos e mostraram que uma proporção significativa dos fármacos ainda estava presente no gel após 24 horas, o que indica a sua estabilidade na forma de gel.

Henzl et al (2005) desenvolveram uma emulsão SR de butoconazol (2%) que aderiu à mucosa vaginal infetada com C. albicans por um período prolongado de 3 a 6 dias. A formulação desenvolvida, menos agressiva para a mucosa e melhor tolerada pela paciente com uma única dose, foi utilizada para o tratamento da candidíase vulvovaginal (CVV). Os resultados obtidos com o SR-butoconazol (2%) foram equivalentes a um plano de tratamento de 7 dias com miconazol a 2%.

Karasulu et al (2004) desenvolveram uma forma de comprimido bioadesivo de cetoconazol (CTZ) para o tratamento da candidíase vaginal, que aumenta o tempo de contacto do fármaco com a mucosa vaginal por compressão direta de CMC ou polivinilpirrolidona ou HPMC-E50. Verificou-se que a atividade antifúngica da CTZ in vitro depende da sua concentração e do tempo de contacto com as células de levedura.

Baloglu et al (2003) prepararam dezasseis formulações diferentes de comprimidos bioadesivos e avaliaram-nas num teste de resistência à tração. A formulação mais favorável foi obtida a partir de uma mistura de CP-934 e pectina (2:1), que apresentou a força bioadesiva mais elevada, o maior volume de inchamento e a menor queda de pH.

El-Kamel et al (2002) desenvolveram comprimidos vaginais mucoadesivos de metronidazol utilizando um polímero bioadesivo, nomeadamente : CMC, MC, HPMC e CP-934, bem como uma mistura de HPMC/CMC em diferentes proporções. A taxa de dissolução do fármaco a pH 4,8 em comprimidos de polímeros individuais foi a seguinte: MC > CP-934 > CMC > HPMC, enquanto em água foi a seguinte: MC > CMC > CP-934 > HPMC. A taxa de dissolução do fármaco em comprimidos de CMC:HPMC (2:1) situou-se entre a taxa de dissolução em comprimidos de CMC ou HPMC. A medição da mucoadesão revelou a mesma ordem para o ingrediente ativo e os comprimidos vazios, ou seja, CMC > CP-934 > HPMC > MC.

Yoon Chang et al (2002) desenvolveram o clotrimazol num gel mucoadesivo sensível ao calor (MTG) para o tratamento da candidíase vaginal. O gel é composto por poloxâmero 407, P188 e policarbofila. O policarbofilo e o P188 aumentaram a mucoadesão do gel, mas reduziram a capacidade de pulverização da forma líquida do gel. O MTG composto por P407/P188/PC e a formulação contendo 15% de P188 gelificaram a temperaturas muito elevadas e apresentaram um módulo de elasticidade mais baixo. In vitro, a libertação prolongada de CT do gel de MTG e in vivo, a atividade antifúngica de CT contra a vaginite por C. albicans em ratos fêmeas foi significativamente prolongada após a administração vaginal com grupos tratados com MTG. Além disso, a administração vaginal de CT em MTG aumentou a viabilidade das células epiteliais sem afetar a morfologia da mucosa vaginal.

Pavelic et al (2001) desenvolveram um sistema lipossomal contendo uma preparação de calceína para o tratamento de infecções vaginais locais, que permite uma libertação controlada e prolongada. A otimização baseou-se no tamanho e na eficiência da contenção. A formulação lipossómica foi incorporada no gel de Carbopol 974 ou Carbopol 980, tendo sido também efectuados estudos de estabilidade. Qualquer que seja o gel utilizado, mesmo 24 horas após a incubação do gel lipossómico em tampão de pH 4,5, >80% do fármaco inicialmente encapsulado foi retido no gel.

3.3 Nanopartículas lipídicas sólidas

Sawant e Dodiya (2008) analisaram a formulação, a caraterização, as aplicações e as patentes relacionadas com os avanços e a investigação sobre os SLN, os excipientes lipídicos nanoestruturados (NLE) e os conjugados lípido-fármaco (LDC), e concluíram que os SLN atraíram uma atenção científica e comercial crescente como excipientes coloidais durante a última década. Tornaram-se uma alternativa potencial a outros sistemas coloidais, como as nanopartículas poliméricas, os lipossomas e as emulsões gordas, uma vez que combinam as suas vantagens e superam com êxito as suas desvantagens. Os fármacos SLN foram amplamente desenvolvidos e caracterizados para administração in vitro e in vivo por várias vias, incluindo parentérica, oral, pulmonar, ocular e dérmica. Os SLN são amplamente estudados como vectores para a administração de macromoléculas, tais como proteínas, oligonucleótidos e ADN. Os SLNs já foram utilizados para a produção em média e grande escala, utilizando os dois processos de fabrico descritos. O primeiro produto baseado em SLN foi recentemente lançado no mercado polaco sob a forma de um hidratante tópico. São conhecidos e estão a ser patenteados novos processos de fabrico e aplicações para o SLN. Os NLC e LDC são transportadores lipídicos insolúveis em água utilizados para absorver medicamentos pouco solúveis em lípidos. Estas nanopartículas lipídicas de nova geração poderiam ultrapassar as desvantagens das SLN.

Mandawgde e Patravale (2008) desenvolveram SLNs a partir de lípidos sólidos naturais nativos utilizando uma técnica simples de microemulsão. Além disso, os SLNs preparados foram caracterizados e foi avaliado o seu potencial para a administração tópica do fármaco lipofílico tretinoína (TRN). Os SLNs foram caracterizados em termos de tamanho de partícula, índice de polidispersão, grau de inclusão de TRN e morfologia. Foram desenvolvidos géis tópicos baseados em SLNs carregados com TRN e o gel foi avaliado em comparação com um produto comercial em termos de irritação primária da pele, *oclusividade in vitro* e permeabilidade da pele. Os resultados mostraram um tamanho médio de partícula <100 nm das dispersões de SLN com novos lípidos. Conseguiu-se uma incorporação do fármaco no lípido até 46%. Para o gel à base de SLN carregado com TRN desenvolvido, observou-se menor tolerância cutânea, oclusividade e libertação do ingrediente ativo do que para o produto comercial.

Numa revisão de **Almeida e Souto (2007),** as partículas lipídicas sólidas, como as nanopartículas lipídicas sólidas (SLN), as micropartículas lipídicas (LM) e as liposferas, são consideradas como transportadores alternativos de péptidos, proteínas e antigénios terapêuticos. Os trabalhos nesta área confirmam que podem ser produzidas em condições optimizadas para incluir proteínas hidrofóbicas ou hidrofílicas e parecem satisfazer os requisitos de um sistema ótimo de transporte de partículas. As proteínas e os antigénios para utilização terapêutica podem ser incorporados ou adsorvidos em SLN e depois administrados por via parentérica ou por vias alternativas, como a oral, a nasal ou a pulmonar. A formulação em SLN oferece uma maior estabilidade proteica, evita a degradação proteolítica e assegura a libertação sustentada das moléculas incorporadas. Peptídeos importantes como a ciclosporina A, a insulina, a calcitonina e a somatostatina foram incorporados em partículas lipídicas sólidas e estão atualmente a ser estudados. São concebíveis várias aplicações terapêuticas locais ou sistémicas, como a imunização com antigénios proteicos, o tratamento de doenças infecciosas, de doenças crónicas e do cancro. Explicaram também que a incorporação de proteínas em SLNs pode ser conseguida por microemulsão, homogeneização a alta pressão (HPH), evaporação-emulsificação de solventes, difusão-emulsificação de solventes e produção de partículas lipídicas a partir de fluido supercrítico (SCF).

Shah et al (2007) desenvolveram uma nanopartícula lipídica sólida (SLN) de tretinoína (TRE) utilizando uma técnica simples e fácil de emulsificação-difusão de solventes (ESD) e avaliaram a viabilidade de um gel baseado em SLN para melhorar a administração local de TRE. O encapsulamento da TRE em SLN resultou numa melhoria dramática da sua fotoestabilidade em comparação com a TRE em SLN resultou numa melhoria dramática da sua fotoestabilidade em comparação com a TRE em metanol. Os géis de TRE baseados em SLN podem ser formulados com êxito. Os testes de contacto de Draize mostraram que o gel de TRE à base de SLN causa significativamente menos eritema do que o creme de TRE atualmente no mercado. Assim, em comparação com as formulações de TRE convencionais existentes, o gel de TRE à base de SLN pode oferecer uma melhor administração tópica de TRE em termos de tolerância cutânea para os doentes e pode ser uma alternativa viável para os doentes.

Radomska-Sukharev, 2007, estudou a estabilidade química dos lípidos utilizados como excipientes no fabrico de SLN. Foram considerados diferentes lípidos e quantidades de tensioactivos e as formulações foram preparadas por homogeneização a quente utilizando misturas binárias idênticas de tensioactivos e concentrações, a fim de analisar a influência da natureza química do lípido na sua estabilidade em SLN. Em algumas formulações, os tensioactivos foram substituídos ou a sua concentração foi aumentada a fim de avaliar a contribuição dos tensioactivos para a estabilidade das partículas lipídicas. Os SLN foram caracterizados por espetroscopia de correlação de fotões, difractometria laser, determinação do potencial zeta e calorimetria diferencial de varrimento. Foram avaliados os possíveis efeitos da cristalinidade e da modificação lipídica. As análises por cromatografia gasosa, combinadas com um método de extração de lípidos de dispersões aquosas de SLN, foram utilizadas para estudar a estabilidade química dos aditivos lipídicos que constituem a matriz das partículas. O próprio processo de preparação do SLN não influenciou a estabilidade química do adjuvante lipídico que compõe a matriz da partícula. A formulação em que os lípidos eram constituídos por triglicéridos apresentou apenas uma ligeira degradação estrutural durante a incubação a 25°C. Por conseguinte, os lípidos foram eliminados da formulação.

Venkatesearlu e Manjunath (2004) desenvolveram um sistema de administração de nanopartículas lipídicas sólidas para a clozapina utilizando diferentes triglicéridos (trimiristina, tripalmitina e triestearina), 95% de lecitina de soja, poloxâmero-188 e um modificador de carga, a estearilamina. A dispersão SLN foi preparada por homogeneização a quente dos lípidos fundidos e da fase aquosa, seguida de tratamento por ultra-sons a uma temperatura superior ao ponto de fusão dos lípidos. O tamanho das partículas e o potencial zeta foram medidos por espetroscopia de correlação de fotões (PCS) utilizando um zetasizador de Malvern. A calorimetria diferencial de varrimento e a difração de raios X em pó foram realizadas para caraterizar o estado do fármaco e a modificação lipídica, mostrando o estado amorfo da clozapina em SLN. As formulações SLN estáveis de clozapina têm um tamanho médio entre 60 e 380 nm, e o potencial zeta e o tamanho das partículas são consistentes com a clozapina SLN. Mais de 90% da clozapina foi encapsulada no SLN.

Jores et al (2004) descreveram uma dispersão coloidal de uma mistura de lípidos sólidos e líquidos que apresenta propriedades de libertação controlada e uma capacidade de carga do ingrediente ativo superior à das nanopartículas lipídicas sólidas (SLN). Propôs que estes transportadores lipídicos nanoestruturados (NLCN) consistem em gotículas oleosas que solubilizam o ingrediente ativo e são incorporadas numa matriz lipídica sólida. As estruturas dos SLN e dos NLCN à base de behenato de glicerilo (Compritol 888 ATO) e de triglicéridos de cadeia média foram caracterizadas por espetroscopia de correlação de fotões (PCS) e difração laser (LD), fracionamento de fluxo de campo (FFF) com dispersão de luz a múltiplos ângulos (MALS) e microscopia eletrónica criotransparente (TEM). O PCS mostra que o SLN e o NLC diferem em termos do movimento browniano das nano-emulsões devido à forma assimétrica das partículas. No caso do SLN e do NLC, as partículas não esféricas resultam em valores de polidispersão mais elevados em comparação com as nanoemulsões.

Bunjes et al (1996) desenvolveram nanopartículas lipídicas sólidas como a estearina, a tripalmitina, a trimiristina e a trilaurina por homogeneização por fusão e examinaram-nas por DSC e difração de raios X. As nanopartículas sólidas formaram-se na dispersão de triestearina e tripalmitina quando armazenadas à temperatura normal após o fabrico. Contrariamente aos dados da literatura, a dispersão coloidal de trilaurina não formou partículas sólidas nestas condições. Por conseguinte, devem ser consideradas como uma emulsão de produtos fundidos sobrearrefecidos e não como uma nanosuspensão. As nanopartículas de trimiristina obtidas no estado sólido ou líquido tinham uma maior capacidade de absorção do fármaco modelo lipofílico, a menadiona, no estado líquido do que no estado sólido. A cinética da transição polimórfica após a cristalização das nanopartículas de triglicéridos foi mais lenta para os triglicéridos de cadeia longa do que para os triglicéridos de cadeia curta. A adição de triestearina aumentou a temperatura de cristalização da dispersão coloidal de trirtiristina e a trilaurina promoveu a solidificação da SLN durante a sua preparação. A estrutura e o comportamento de fusão das nanopartículas mistas resultantes eram mais complexos do que os das nanopartículas fabricadas a partir de triglicéridos simples. Concluíram que o período de transição polimórfica após a cristalização podia também variar consideravelmente em função do rácio de mistura. A entalpia de fusão da dispersão de nanopartículas mistas não era geralmente muito diferente da entalpia de fusão da dispersão de triglicéridos simples.

3.4 Preparações à base de ciclopirox-olamina

Abhay e Palani (2010) prepararam um gel lipossómico contendo um agente antifúngico (ciclopirox-olamina) para permitir a libertação controlada do fármaco para o tratamento tópico de doentes com infecções cutâneas e para aumentar o efeito tópico. Foram preparadas diferentes formulações de lipossomas por hidratação em camada fina, variando a composição da fase lipídica (razão entre a massa de fosfatidilcolina e a de colesterol) com o fármaco. Os lipossomas preparados foram caracterizados em termos de carga de ingrediente ativo, eficiência de encapsulação, caraterísticas morfológicas, carga superficial e análise de tamanho, bem como por microscopia eletrónica de transmissão. Os géis lipossómicos tópicos foram preparados incorporando lipossomas em diferentes polímeros (base de ágar 0,5% p/v, carragenina 0,5% p/v e carragenina/ágar 0,5% p/v numa proporção de 1:1) e as suas propriedades de libertação foram estudadas.

Girhepunje et al (2010) desenvolveram e caracterizaram um veículo lipossómico contendo o antifúngico ciclopirox-olamina, que apresenta uma permeabilidade transdérmica limitada. Os lipossomas foram estudados em termos de tamanho, eficiência de contenção, penetração cutânea, interação vesícula-pele e estabilidade. O tamanho das partículas foi determinado por espetroscopia de fotocorrelação e foi de 205±19 nm para a vesícula vazia e de 231±23 nm para a vesícula carregada com o fármaco. A eficiência da encapsulação foi determinada pelo método de diálise (32,8±2,5%). A penetração na pele foi determinada por microscopia confocal de varrimento a laser (CLSM) (100 pm). A estabilidade dos lipossomas carregados com ciclopirox e olamina foi determinada em função do tamanho e da estrutura das vesículas ao longo do tempo. Os resultados indicam que o transportador lipossómico carregado com ciclopirox e olamina pode ser uma melhor escolha para o tratamento de uma série de infecções cutâneas.

Rahul et al (2010) desenvolveram e avaliaram um gel à base de microemulsão para a administração vaginal de ciclopiroxolamina. Foi determinada a solubilidade com diferentes óleos e tensioactivos. Foram avaliados vários agentes gelificantes. Finalmente, o gel de ciclopiroxolamina à base de microemulsão foi avaliado em termos de distributividade, estudos reológicos, força do gel, estudos de bioadesão e força de mucoadesão.

Kundlik et al (2010) prepararam etossomas carregados com ciclopirox de olamina, optimizaram-nos e caracterizaram-nos em termos de forma da vesícula e morfologia da superfície, tamanho da vesícula, distribuição do tamanho, eficiência de aprisionamento, interação vesícula-pele e estabilidade. A formulação etossomal contendo 3% de fosfolípidos e 45% de etanol, que apresentou a maior eficiência de aprisionamento (72,81±3,5%) e o maior tamanho (152±11 nm), foi selecionada para estudos adicionais de permeabilidade transdérmica. Foi efectuado um estudo de estabilidade de 120 dias, que revelou uma baixa agregação e um aumento do tamanho das vesículas (8,5±0,9%). A eficácia da penetração cutânea foi avaliada por microscopia confocal de varrimento a laser (CLSM), que revelou um aumento da permeação na camada profunda da pele (168 pm). O fármaco manteve a sua permeabilidade mesmo após armazenamento. O estudo da interação entre as vesículas e a pele também mostrou que não houve interação entre o fármaco e a pele dos ratos. Além disso, o sistema de entrega etossomal pode ser considerado para o tratamento de uma série de infecções cutâneas com eficácia superior.

Karimunnisa e Atmaram, 2009, estudaram o desenvolvimento e a investigação de um sistema lipossómico para melhorar a resistência cutânea da ciclopiroxolamina em micoses cutâneas. Foram preparados lipossomas unilamelares esféricos de ciclopiroxolamina utilizando um processo de injeção de etanol. O tamanho das vesículas e a eficiência percentual de captura variaram de 196 ± 1,73 a 1040,66 ± 7,02 nm e de 34,28 ± 4,4 a 54,89 ± 1,9, respetivamente. O potencial eletrocinético variou entre -52,4 ± 2,0 e -71,7 ± 1,3 mV. Foi utilizado um desenho fatorial para otimizar as concentrações de colesterol e de Phospholipon® 90H. Verificou-se que o colesterol teve a maior influência no comportamento dos lipossomas em comparação com o fosfolípido. O estudo FTIR mostrou que o encapsulamento lipossómico preservava o principal grupo ciclopirox-lamina necessário para a atividade antifúngica. *Estudos in vitro* com membranas artificiais e estudos ex vivo na pele de ratos mostraram uma deposição percutânea bastante significativa do fármaco. Os lipossomas provaram ser um meio interessante de maximizar a retenção do ingrediente ativo na pele, o que é um requisito importante para o tratamento de infecções fúngicas da pele.

Burnett et al (2008) estudaram preparações tópicas disponíveis no mercado compostas por iodoquinol 1%, acetato de hidrocortisona 2%, ciclopirox 0,77%, clotrimazol 1%, dipropionato de betametasona 0.5% para determinar a sua atividade antimicrobiana contra culturas de Micrococcus luteus, Propionibacterium acnes, Staphylococcus aureus resistente à meticilina (MRSA), Pseudomonas aeruginosa, Corynebacterium aquaticum, Microsporum canis,

Candida albicans, Trichophyton rubrum ou Epidermophyton floccosum. Foram retiradas alíquotas 1 e 5 minutos após a inoculação de uma suspensão de cada produto, diluídas em série e colocadas no ágar correspondente para determinar a redução logarítmica em unidades formadoras de colónias (CFU) para cada organismo. O iodoquinol 1% apresentou a atividade antimicrobiana mais ampla e mais significativa, medida por uma redução logarítmica de 3 UFC, ativa contra todos os micróbios testados após 1 ou 5 minutos de incubação, exceto Luteus. Em contrapartida, o ciclopirox 0,77% e o clotrimazol 1% mostraram atividade contra a P aeruginosa e também mataram *a Candida albicans* em 5 minutos.

Kuna et al (2007) desenvolveram um comprimido oral mucoadesivo contendo o antifúngico ciclopirox-olamina. As propriedades mucoadesivas de comprimidos placebo contendo diferentes proporções de carbómero e hidroxilpropilmetilcelulose foram estudadas in *vivo* em voluntários humanos saudáveis. A duração mais longa da mucoadesão durante 9 horas foi obtida com matrizes contendo 60% (em peso) de carbómero. Os parâmetros de qualidade dos comprimidos foram determinados e o perfil de dissolução do fármaco foi avaliado em diferentes condições de pH. A libertação da ciclopiroxolamina *in vitro* foi mais lenta do que a desintegração dos comprimidos mucoadesivos fabricados *in vivo*. No entanto, os comprimidos contendo 25 mg de ciclopiroxolamina resultaram numa libertação prolongada do medicamento em concentrações na mucosa oral superiores à CIM para os agentes patogénicos em causa.

Gallup et al (2005) estudaram a segurança e a eficácia da suspensão de ciclopirox 0,77% no tratamento da dermatite causada *por Candida albicans.* Foram incluídos no estudo 44 indivíduos do sexo masculino e feminino com idades compreendidas entre os 6 e os 29 meses. O medicamento em estudo foi aplicado duas vezes por dia na zona afetada da fralda durante uma semana. Os indivíduos foram submetidos a um exame clínico no início do estudo e nos dias 3, 7 e 14 (7 dias após o tratamento). As medidas de segurança e de eficácia incluíram acontecimentos adversos, estudos de cultura micológica, testes KOH, pontuações de gravidade e avaliação global da resposta clínica. Todos os acontecimentos adversos foram ligeiros a moderados e foram considerados não atribuíveis à administração do medicamento em estudo. Em todos os pontos de tempo, o tratamento resultou numa melhoria estatisticamente significativa ($P<0,05$) tanto na taxa de cura micológica como na redução da gravidade da doença em relação à linha de base. O Ciclopirox foi seguro e eficaz no tratamento de assaduras causadas por *C. albicans*.

Aly et al (1989) efectuaram estudos para avaliar a bioequivalência de um novo agente antifúngico. Cyclopyrox olamine loção 1% em comparação com o medicamento conhecido Cyclopyrox olamine creme 1%. Os resultados dos *estudos in vitro* efectuados em amostras de pele humana e de porco doméstico mostraram que ambos os medicamentos penetram em todas as camadas do estrato córneo da mesma forma e inibem o crescimento de *Candida albican*. Os resultados demonstraram a bioequivalência do Ciclopirox olamina 1% loção e do Ciclopirox olamina 1% creme, e confirmaram a eficácia clínica e a segurança da loção no tratamento da tinea pedis, uma infeção fúngica comum.

3.5 Métodos de análise de drogas

Valash et al (2008) desenvolveram um método espectrofluorimétrico altamente sensível e seletivo para a determinação de ciclopiroxolamina em matérias-primas e formas de dosagem. O método proposto baseia-se na formação de um complexo ternário com Tb(III) na presença de ácido etilenodiaminotetracético. Verificou-se que este complexo fluoresce intensamente em lambda 489 e 545 nm com excitação a 295 nm. Os vários parâmetros experimentais que influenciam a intensidade de fluorescência do complexo foram cuidadosamente estudados e incorporados na metodologia.

Tarawneh et al (2005) prepararam o complexo metálico de ciclopiroxolamina (CPO) e caracterizaram-no por análise elementar, radiação infravermelha (IR), ponto de fusão e calorimetria diferencial de varrimento (DSC). A titulação espectroscópica utilizando o método da razão molar mostrou o aparecimento de complexos 1:1 para o CPO com quase todos os metais estudados. As propriedades físico-químicas, incluindo a solubilidade em água e o coeficiente de partição aparente, também foram investigadas. No entanto, foi observado o efeito oposto para certos complexos metálicos. Por conseguinte, pode concluir-se que a formação de complexos pode modificar a solubilidade e o coeficiente de partição aparente, o que poderia sugerir a utilização de complexos para influenciar as propriedades físico-químicas dos fármacos.

Ibrahim et al (2003) descreveram dois métodos simples e sensíveis para a determinação da ciclopiroxolamina em estado puro e em diferentes formas de ensaio. O método proposto baseia-se na atividade polarográfica da ciclopiroxolamina num elétrodo de queda de mercúrio (DME) em tampão de Britton-Robinson, tendo surgido ondas catódicas bem definidas na gama de pH 7-9. A onda polarográfica foi caracterizada como uma onda irreversível controlada por difusão com propriedades de adsorção limitadas. Verificou-se que a relação correnteconcentração era direta na gama de 8-32 e 2-12 μg ml (-1) (5*10(-7) M), respetivamente, utilizando o modo DCT e DPP. A taxa média de recuperação foi favorável em comparação com o método espetrofotométrico. O método proposto foi também aplicado a formas de administração como a loção e o creme de ciclopirox. A percentagem média de recuperação para a loção foi de 100,34+/0,48 e 99,96+/-0,89 utilizando os modos DCT e DPP, respetivamente.

Belliardo et al (1991) desenvolveram métodos micro-CL porque a ciclopiroxolamina é um agente antifúngico de largo espetro. O ácido livre (ciclopiroxolamina) não pode ser quantificado diretamente por cromatografia líquida (LC), quer em fase normal quer em fase reversa. Tal deve-se à função quelante do grupo N-hidroxipiridona, que interage fortemente com a fase estacionária. A derivatização por alquilação forma a 1-alquiloxipiridona com um comportamento cromatográfico normal. Descreve-se um método micro-LC baseado num sistema isocrático de eluição em fase inversa para a determinação quantitativa da ciclopiroxolamina em preparações tópicas. A cromatografia foi efectuada utilizando uma coluna capilar de vidro de quartzo (15cm*33μm I.D.; Delta pak, RP-18, 5μm, 300A) acoplada a um detetor UV capilar Kontron 433. A reação de derivatização, a recuperação, a reprodutibilidade e os limites de deteção do método proposto são apresentados e discutidos.

CAPÍTULO 4

Seleção
Medicamentos e lípidos

4.0 MEDICAMENTOS E PERFIL LIPÍDICO

4.1 PERFIL DO MEDICAMENTO

O ciclopirox-olamina é um agente antifúngico bem conhecido com um amplo espetro de ação, particularmente contra espécies de Candida. O perfil da substância ativa acima mencionado levou-nos a desenvolver um SLN para o tratamento da candidíase vaginal.

4.1.1 Descrição (i) Estrutura química

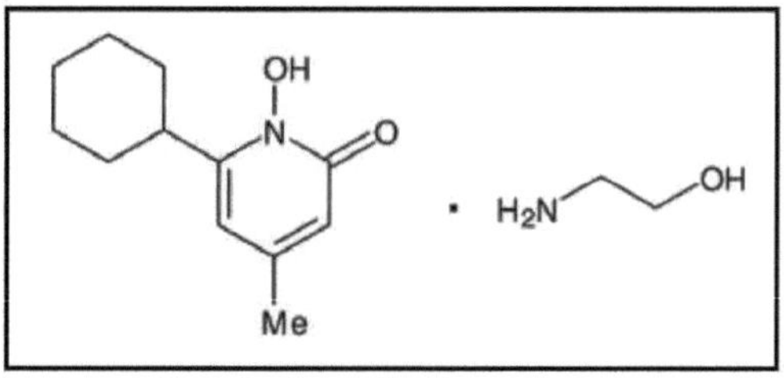

Figura 12: Estrutura da ciclopirox-olamina

(ii) IUPAC nomenclature: 6-cyclohexy-1-hydorxy-4 methylpyridin-2(1H)-one

(iii) Formula: $C_{12}H_{17}NO_2$

(iv) Molar Mass: 207.269 g/mol

(v) Melting point: 143.5 °C

Solubility

(a) Water: Slightly soluble

(b) Alcohol: Very soluble

(c) Dichloromethane: Very soluble

(d) Cyclohexane: Practically insoluble

4.1.2 Dados farmacocinéticos

biodisponibilidade : <5% com utilização prolongada

ligação às proteínas : 94 - 97%

Meia-vida : 1,7 horas

Categoria: Agente antifúngico sintético para o tratamento de micoses superficiais ou vaginais Candidíase

Tal como demonstrado por estudos farmacocinéticos em animais e humanos, o ciclopirox-lamina é rapidamente absorvido após administração oral e é completamente eliminado nas fezes e na urina em todas as espécies animais. A maior parte do composto é excretada inalterada ou sob a forma de glucuronido. Após a administração oral de 10 mg de um medicamento radiomarcado (C14-cyclopyrox) a voluntários saudáveis, aproximadamente 96% da radioatividade foi eliminada pelos rins nas 12 horas seguintes à ingestão. Noventa e quatro por cento da radioatividade excretada pelos rins apresentava-se sob a forma de glucuronídeos. A glucuronidação é, por conseguinte, a principal via de metabolismo deste composto. A absorção sistémica do ciclopirox foi determinada em 5 doentes com onicomicose dermatofítica após a aplicação de uma solução de ciclopirox (8% p/p) uma vez por dia em todos os 20 dedos dos pés e 5 mm de pele adjacente durante seis meses. As concentrações séricas de ciclopirox e a excreção urinária de 24 horas foram determinadas aleatoriamente após duas semanas, depois 1, 2, 4 e 6 meses após o início do tratamento e 4 semanas após a interrupção do tratamento. Neste estudo, os níveis séricos de ciclopirox variaram de 12 a 80 ng/ml. Com base nos dados farmacocinéticos, a absorção média de ciclopirox a partir da formulação foi <5% da dose administrada.

4.1.3 Farmacodinâmica clínica

Foi efectuado um estudo de aplicação repetido (irritação cumulativa durante 21 dias) em 205 voluntários saudáveis para avaliar o potencial de irritação e sensibilização da aplicação tópica de Ciclopirox Topical Solution, 8% w/w. O estudo consistiu numa fase introdutória em que os voluntários foram expostos ao verniz de unhas Ciclopirox 8%, ao veículo e ao petrolato (controlo negativo) durante três semanas e as reacções cutâneas foram avaliadas, uma fase de repouso de 11 dias e uma fase de desafio de quatro dias para determinar se os voluntários estavam sensibilizados. Nem o verniz para unhas Ciclopirox 8% nem o petrolato produziram índices de irritação cumulativa que indicassem um potencial de irritação clinicamente significativo.

4.1.4 Mecanismo do efeito :

1. Alguns relatórios indicam que o medicamento actua ligando-se aos iões de ferro,

privando o fungo de iões deste metal essencial **(Iwata e Yamaguchi, 1981); (Niewerth et al., 2002).**

2. Pensa-se que a depleção intracelular de iões importantes ocorre através do bloqueio da sua absorção a partir do meio **(Iwata e Yamaguchi, 1981).**
3. Outros sugerem que o medicamento actua ligando-se a várias proteínas importantes envolvidas em diversos componentes do metabolismo celular, incluindo a replicação do ADN, a reparação do ADN e o transporte celular **(Leem et al., 2003).**
4. A ciclopiroxolamina demonstrou ser um inibidor eficaz das enzimas desoxi-hiperusina hidroxilase e proli-4-hidroxilase **(Clement et al., 2002)**, o que sugere uma nova utilização potencial da CPO no tratamento de tumores sólidos.
5. Actua sobre a célula hospedeira para impedir a fusão e/ou a penetração do vírus; além disso, inibe a enzima da célula hospedeira e não a enzima ou o ácido nucleico viral, pelo que não pode haver mutação do VIH; graças a este mecanismo, actua como inibidor do VIH.

4.1.5 Aplicação e gestão

O Ciclopirox é um agente antifúngico utilizado para o tratamento tópico de infecções fúngicas da pele e das unhas, incluindo candidíase cutânea, dermatofitose, pitiríase versicolor e dermatite seborreica. É também utilizado no tratamento da candidíase vaginal.

É utilizado duas vezes por dia nas infecções cutâneas, sob a forma de creme, gel, suspensão, solução ou pó; utiliza-se tanto a base como o sal de laminina, com produtos que contêm o equivalente a 0,77% de ciclopirox-base. Nos casos de infeção das unhas, aplica-se uma vez por dia um verniz com 8% de ciclopirox. Um champô com 1% de ciclopirox é utilizado duas vezes por semana para tratar a dermatite seborreica.

4.1.6 Efeitos indesejáveis

Foram notificados casos de irritação e prurido após a aplicação tópica de ciclopirox-lamina.

4.1.7 Precauções a tomar

Não foram realizados estudos para determinar se o ciclopirox pode reduzir a eficácia dos agentes antifúngicos sistémicos. Por conseguinte, não se recomenda a utilização concomitante de ciclopirox 8% p/v e de agentes antifúngicos sistémicos.

4.1.8 Em segunda mão

a. Gravidez

Os estudos teratológicos em ratos, ratazanas, coelhos e macacos com doses orais de ciclopirox como ciclopiroxolamina até 77, 23, 23 ou 38,5 mg/kg/dia, ou em ratos e coelhos com doses tópicas até 92,4 e 77 mg/kg/dia, respetivamente, não revelaram malformações fetais significativas. Foram efectuados estudos teratológicos com ácido ciclopiroxico livre em ratos que receberam doses orais de 20, 50 ou 125 mg/kg/dia e em coelhos que receberam doses orais de 12,5, 32 ou 80 mg/kg/dia; não foram observadas malformações fetais significativas.

b. Mães que amamentam

Não se sabe se este medicamento passa para o leite materno.

c. Uso pediátrico

A segurança e a eficácia em doentes pediátricos não foram estabelecidas.

d. Utilização geriátrica

Os ensaios clínicos do PENLAC efectuados nos Estados Unidos não incluíram um número suficiente de doentes com 65 anos ou mais para determinar se a sua resposta era diferente da dos doentes mais jovens. Outros dados indicam que a experiência clínica não demonstrou diferenças na resposta entre doentes mais velhos e mais novos.

4.1.9 Contra-indicações

Ciclopirox solução tópica 8% m/m é contraindicado em pessoas hipersensíveis a qualquer um dos ingredientes.

Brand	composition	Uses	Company
TRIOGEL® (gel)	Ciclopirox olamine 1% w/w	Vulvovaginal candidiasis	Cipla
OLAMINE® (cream)	Ciclopirox olamine 1% w/w	Topical antifungal & antiparasitic	Micro Gratia
OLAMIN® (scalp solution)	1.5% w/v × 50 Ml	Topical antifungal & antiparasitic	Micro Gratia
ONYLAC® (nail laequer)	8% w/v × 3.3mL	Topical antifungal & antiparasitic	Cipla
Ciclopirox® (lotion)	USP 0.77%	Dermal infection	E Fougera and CO
LOPROX® (gel)	7.7 milligram in 1 gram	Topical treatment	Medicis the dermatology company

Quadro 1: Forma comercial da ciclopirox-olamina

4.2 SELECÇÃO DE LÍPIDOS

4.2.1 *Ácido esteárico*

Quimicamente falando, é o ácido octadecanóico.
Empirical formula : $C_{18}H_{36}O_2$

Molecular weight : 284.47

Melting point : 57°c

Density : 0.847 g.cm^{-3} at 70°c

HLB value : 15

a. Aplicações na tecnologia farmacêutica :

O ácido esteárico é frequentemente utilizado em preparações farmacêuticas tópicas. Foi também proposto que o ácido esteárico poderia ser utilizado como veículo para medicamentos de libertação prolongada.

Nas preparações para uso externo, o ácido esteárico é utilizado como emulsionante e solubilizante. Parcialmente neutralizado com álcali ou trietanolamina, o ácido esteárico é utilizado no fabrico de cremes. O ácido esteárico parcialmente neutralizado forma uma base cremosa quando misturado com 5 a 15 vezes o seu próprio peso de líquido aquoso. O ácido esteárico é frequentemente utilizado em produtos cosméticos e alimentares.

b. Estabilidade e condições de armazenamento

O ácido esteárico é um material estável; pode também ser adicionado um antioxidante. Os produtos a granel devem ser armazenados num recipiente bem fechado, num local fresco e seco.

c. Segurança

O ácido esteárico é geralmente considerado como um material não tóxico e não irritante.

4.2.2 *Gelucire 50/13*

Denominação química
Estearoilmacroglicéridos (polioxiglicéridos)
Aspeto: substância sólida cerosa em forma de grânulos
Ponto de fusão: 50°C

Glicéridos poliglicolisados, constituídos por mono, di e triglicéridos e mono e diésteres de ácidos gordos de polietilenoglicol.

a. *apêndices :*

É um excipiente semi-sólido que tem demonstrado melhorar a biodisponibilidade de fármacos pouco solúveis. Pode ser utilizado numa grande variedade de formulações (grânulos e comprimidos) e continua a ser o excipiente de eleição para formulações de cápsulas que permitem uma libertação lenta devido ao seu elevado ponto de ebulição. Quando utilizado em grânulos ou noutras formulações combinadas
Graças ao seu elevado valor HLB, garante uma libertação imediata.

b. *Estatuto jurídico :*

O Gelucire 50/13 foi aprovado pelo governo dos EUA como aditivo alimentar e é utilizado como excipiente em formulações farmacêuticas de acordo com a Farmacopeia Europeia.

c. Utilização de Gelucire 50/13 em formulações farmacêuticas

Name of Drug	Difficulty with drug	Type of Gelucire	Method Used	Application of Gelucire
Carbamazepine formulations **(Galal et al., 2004)**	The frequency of dosing in chronic therapy and the variability in drug plasma conc.	50/13	Semisolid matrix filling capsule technology	Reduction in frequency of dosing in chronic therapy by extended release formulation and decrease in the variability in drug plasma concentration.
Microspheres of carbamazepine **(Passerini et al., 2002)**	Improvement in dissolution and bioavailability	50/13	Spray-congealing technique using the ultrasonic atomizer	Improved dissolution rate and bioavailability
Lysozyme incorporated into glyceryl palmitostearate (GPS) pellets **(Pongjanyakakul et al., 2004)**	Improvement in drug release and bioavailability	50/13	Pellets prepared by compression and melting	Melted matrices increased the percentage of lysozyme released in vitro and controlled release of proteins
Nicotine **(Green et al., 1999)**	Colon specific delivery	50/13	Capsule containing drug and carbomer in Gelucire	Slowed linear release over 6 hrs
Caffeine **(Nurzalina et al., 2003)**	To study effect of drug on solid structure and its release mechanism	50/13	Matrix of the drug	Drug influences release mechanism in Gelucire matrix systems.

4.2.3 Compritol® 888 ATO

Chemical name : Glyceryl behenate

Physical appearance : Atomized powder

Melting poing : 70°C

HLB : 2

Regulatory status : compritol ®888ATO is used as both, a lubricant and sustained

um agente de libertação para formas de administração oral. Quando utilizado em quantidades de 10-20% para o desenvolvimento de comprimidos, forma uma matriz inerte que liberta lentamente o ingrediente ativo "in vivo" por erosão/difusão. Quando utilizado entre 2 e 20% num processo de revestimento, por exemplo, por fusão a quente, as moléculas de fármaco revestidas podem ser combinadas com outros ingredientes e depois comprimidas para formar comprimidos de libertação sustentada.

4.2.4 Gelucire® 33/01

Physical appearance : waxy solid

Melting point : 33°C

HLB : 1

Regulatory status : It is a carrier for oral formulation and specifically for hard or

Formas de dosagem de gelatina mole. Ajuda a proteger o ingrediente ativo da luz, humidade e oxidação e pode também ser utilizado como veículo oleoso em formulações lipídicas auto-emulsionantes (SELF tipo SEEDS e SMEDDS).

4.2.5 Gelucire® 39/01

Aspeto: sólido ceroso

Ponto de fusão : 39°C

HLB : 1

Estatuto regulamentarGelucire® 39/01 é um excipiente destinado a administração oral e foi especificamente concebido para utilização no tratamento oral. para formas de administração de gelatina dura ou mole. Pode proteger os ingredientes activos da luz, da humidade e da oxidação, e pode ser utilizado como um transportador oleoso em formulações lipídicas auto-emulsionantes.

CAPÍTULO 5

Drogas

5. ESTUDOS DE PRÉ-FORMULAÇÃO

Os estudos de pré-formulação são descritos como processos destinados a otimizar a administração de um medicamento através da determinação das propriedades físico-químicas de um medicamento susceptíveis de influenciar a sua ação e do desenvolvimento de uma forma de administração eficaz, estável e segura. A fim de determinar as condições óptimas para o desenvolvimento de um sistema de administração adequado, foram realizados os seguintes estudos de pré-formulação.

5.1 Caracterização físico-química

5.1.1 Caracterização organoléptica da amostra de preparação :

Identificação e confirmação da autenticidade da amostra do medicamento. Procedeu-se à caraterização organoléptica. O quadro 2 apresenta os diferentes parâmetros tidos em conta.

Quadro 2: Propriedades organolépticas da ciclopirox-olamina

S.No.	Parameters	Inferences
1.	Nature	Crystalline powder
2.	Colour	White
3.	Taste	Bitter
4.	Odour	Odorless

5.1.2 Ponto de fusão

(a) Método capilar

O ponto de fusão foi determinado pelo método capilar utilizando um aparelho de ponto de fusão.

(b) Calorímetro diferencial de varrimento

A análise DSC foi efectuada com um Perkin Elmer Pyris 6 DSC, EUA. $^{-1}$Foi utilizada uma taxa de aquecimento de 10°C por minuto numa gama de 50-300°C. $^{-}$A análise foi efectuada sob lavagem com azoto inerte (35 ml.mm i). Aproximadamente 10 mg de amostra foram colocados em recipientes de amostra de alumínio padrão para análise, e o recipiente vazio foi utilizado como referência de cada vez. O termograma DSC resultante da ciclopirox-olamina é apresentado na **Figura 13**.

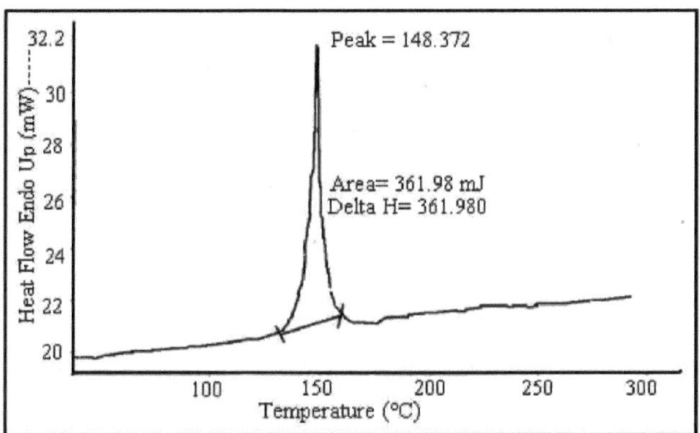

Figura 13: Espectros de calorimetria diferencial de varrimento da ciclopirox-olamina

5.1.3 *Difração de raios X da preparação (XRD)*

O pó da amostra foi colocado num suporte de amostras e, em seguida, a ciclopirox olamina foi radiografada com um dispersor de raios X de grande ângulo (PW 3040/60 XPert PRO, Neatherland), 2 theta 5-85° a 40 KV, corrente de 30mA, 1 1,5405 A°. O difractograma é apresentado na figura 14.

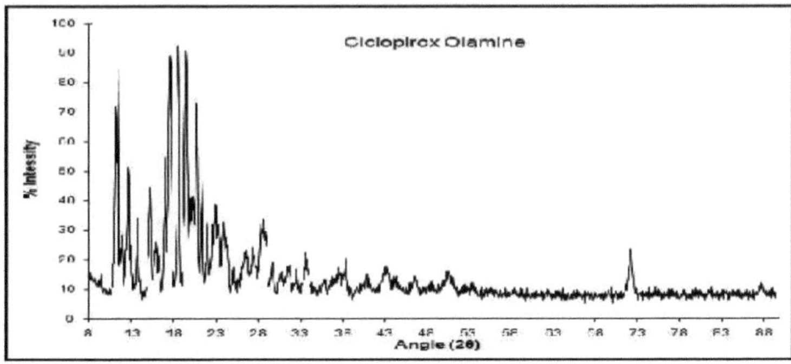

Figura 14: XRD da ciclopirox-olamina

5.1.4 ***Espectro de absorção no infravermelho com transformada de Fourier (FT-IR)***

Os espectros de absorção FT-IR do fármaco foram obtidos num espetrómetro FTS da Bio-Rad utilizando o método do disco de brometo de potássio (KBr) (aproximadamente 5 mg de amostra por 100 mg de KBr seco). A mistura de KBr liofilizado e SLN foi moída até se obter um pó fino e comprimida num disco sob uma prensa hidráulica a 10.000 psi. [11] Cada disco de KBr foi digitalizado a 4 mm' com uma resolução de 2 cm na gama de números de onda de 400 a 4000 cm' utilizando o software Win-IR. O espetro de IV obtido (figura 16) foi comparado com o espetro de referência (figura 15).

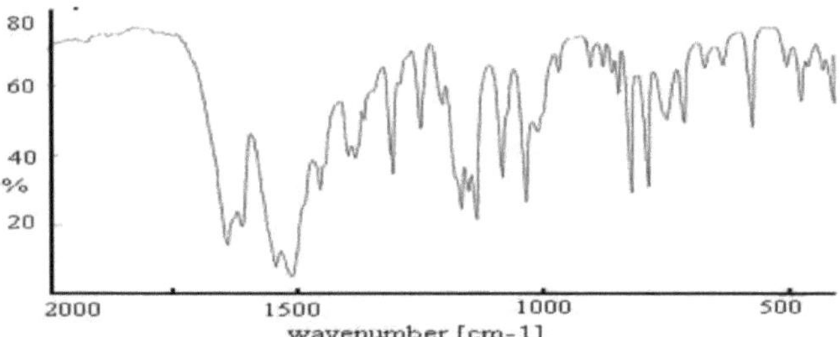

Figura 15: Diagrama FT-IR da ciclopirox-olamina

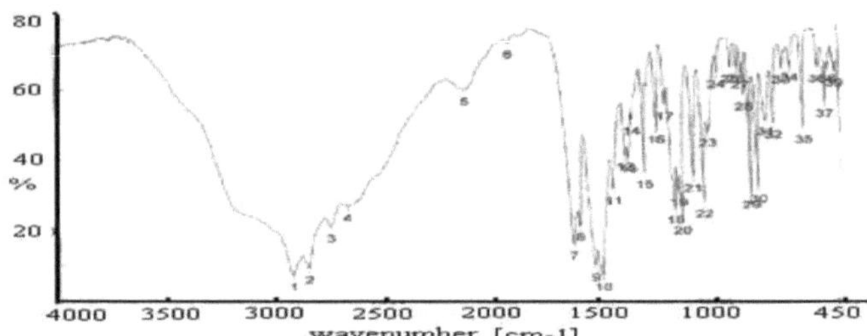

Figura 16: Diagrama FTIR observado da ciclopirox-olamina

5.1.5 ***Perdas durante a secagem***

Uma quantidade de medicamento pesada com precisão foi colocada num frasco limpo e pré-seco e seca na estufa a 105°C durante 2 horas.

Massa da garrafa vazia =10,8 g (a)

peso da garrafa vazia + ciclopiroxamina (antes da secagem) =11**,788 g b)**

peso do frasco vazio + ciclopiroxamina (após secagem) = **11,085 g (c)**

Peso da preparação antes da secagem d (b-a) =1,004 g (d)

Massa da preparação após secagem e(c-a) =0,987 g (e)

Perda por desidratação = (d-e/d) *100 = 1,69%.

5.1.6 Espectroscopia UV

O espetrofotómetro UV é utilizado para obter informações estruturais sobre diferentes fármacos, a fim de obter informações específicas sobre a proporção de cromóforos nas moléculas em solução. Quando exposta à luz na parte visível/UV do espetro, a luz ($_{amax}$) de um comprimento de onda específico é absorvida, dependendo do tipo de transição eletrónica associada à absorção.

Método

Dissolveram-se 10 mg de ciclopiroxolamina em 10 ml de metanol, tomou-se 1 ml e completou-se o volume com metanol até 10 ml. Foram então preparadas diferentes concentrações e analisadas na gama de 400 a 200 nm. O resultado mostrou uma absorção máxima a 300 nm (Figura 17). O valor $_{\text{máximo}}$ registado foi de 305 nm.

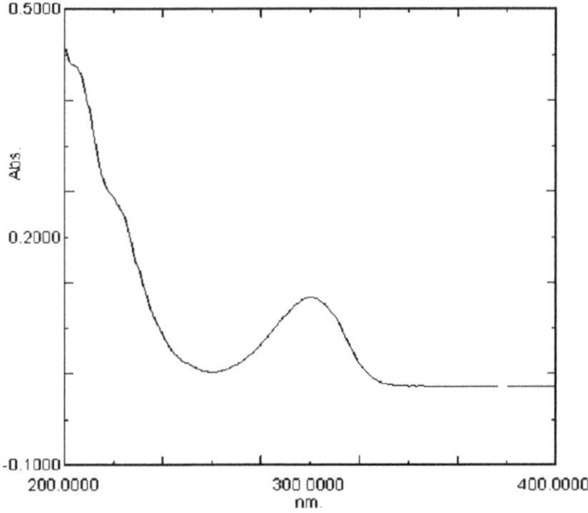

Figura 17: Varrimento UV em metanol ($_{Amax}$ 300 nm)

5.2 Estudos de solubilidade em vários solventes

A interação espontânea entre duas ou mais substâncias para formar uma dispersão molecular homogénea é denominada solubilidade. Para determinar a solubilidade quantitativa ou bruta, uma quantidade conhecida do fármaco (1 mg) foi suspensa numa série de 1 ml de diferentes solventes à temperatura ambiente em tubos hermeticamente fechados e agitada durante 24 horas num agitador mecânico. A solubilidade da massa bruta foi determinada apenas visualmente. O perfil de solubilidade do fármaco observado é apresentado na Tabela 3. Os padrões de solubilidade são apresentados na Tabela 4.

Table 3: Perfil de solubilidade da ciclopirox-olamina

Solvent	Solubility
Dichloromethane	Very Soluble
Alcohol	Very Soluble
Water	Slightly Soluble
Cyclohexane	Practically Insoluble

Table 4: Norma de solubilidade {Farmacopeia Indiana 2007}.

Descriptive terms	Parts of solvent required for part of solute
Very soluble	<1
Freely soluble	1-10
Soluble	10-30
Sparingly soluble	30-100
Slightly soluble	100-1000
Very slightly soluble	1000-1000
Insoluble	>1000

5.3O método analítico Método de espetroscopia UV

5.3.1 Curva de calibração para ciclopiroxeno-olamina em metanol

Método: Dissolveram-se 10 mg de ciclopiroxolamina em 10 ml de metanol e transferiram-se 5 ml desta solução para um balão volumétrico de 50 ml, completando-se o volume para 50 ml com metanol. Prepararam-se diferentes concentrações na gama de 5-40 µg/ml e registou-se a absorvância (quadro 5). Foi traçada uma curva de calibração entre a absorvância no eixo y e a concentração no eixo x (**Figura 18**).

Table 5: Curva de calibração para ciclopirox-almina em metanol

Concentration (µg/ml)	Mean Absorbance ± SD (n=3)	Regressed values (y=0.026x – 0.003)
0	0	0.000
5	0.121±0.02	0.125
10	0.263±0.05	0.255
15	0.394±±0.03	0.385
20	0.55±0.02	0.515
25	0.654±0.07	0.645
30	0.79±0.04	0.775
35	0.931±0.07	0.905

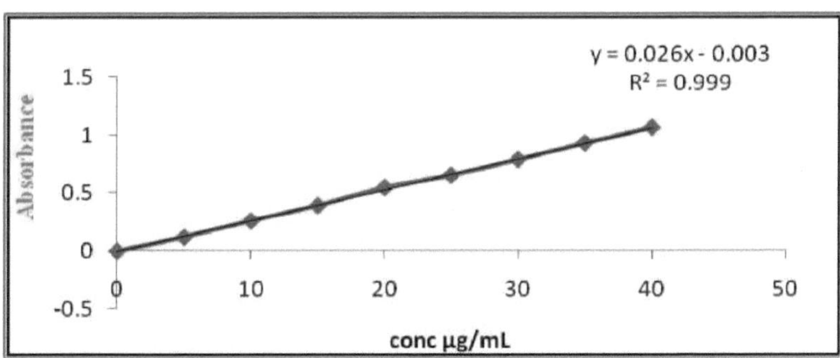

Figura 18: Curva de calibração do ciclopiroxeno-olamina em metanol a 300 nm

5.3.2 Em octanol

Método: Dissolveram-se 10 mg de ciclopiroxolamina em 10 ml de octanol e transferiram-se 5 ml desta solução para um balão volumétrico de 50 ml, completando-se o volume para 50 ml com octanol. Foram preparadas diferentes concentrações na gama de 5 a 40 lg/ml e registou-se a absorvância (**quadro 6**). Foi traçada uma curva de calibração entre a absorvância no eixo y e a concentração no eixo x (**Figura 19**).

Quadro 6: Curva de calibração para ciclopirox-almina em octanol

Concentration (µg/ml)	Mean Absorbance ± SD (n=3)	Regressed values (y=0.022x – 0.071)
0	-0.003	0.071
5	0.31±0.13	0.039
10	0.36±0.05	0.149
15	0.44±0.04	0.259
20	0.517±0.12	0.369
25	0.635±0.06	0.479
30	0.735±0.04	0.589
35	0.845±0.12	0.699

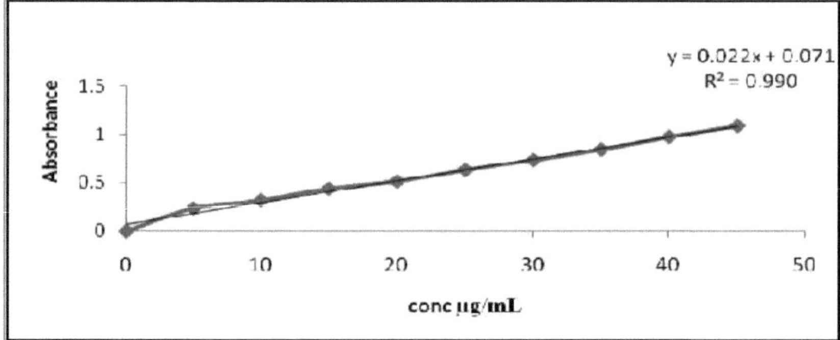

Figura 19: Curva de calibração da ciclopiroxolamina em octanol com um kmax **de 305,5 nm** *5.3.3 Em diclorometano*

Método: Dissolver 10 mg de ciclopiroxolamina em 10 ml de diclorometano, transferir 5 ml desta solução para um balão volumétrico de 50 ml e completar o volume até 50 ml com diclorometano. Prepararam-se diferentes concentrações na gama de 5-40 µg/ml e registou-se a absorvância (quadro 7). Foi estabelecida uma curva de calibração entre a concentração e a absorvância (figura 20).

Quadro 7: Curva de calibração para Cyclopyrox oalmine em diclorometano

Concentration (µg/ml)	Mean Absorbance ± SD (n=3)	Regressed values(Y=0.029x+0.028)
0	0	0.028
5	0.2±0.12	0.173
10	0.32±0.04	0.318
15	0.47±0.08	0.463
20	0.63±0.03	0.608
25	0.78±0.05	0.753
30	0.91±0.05	0.898

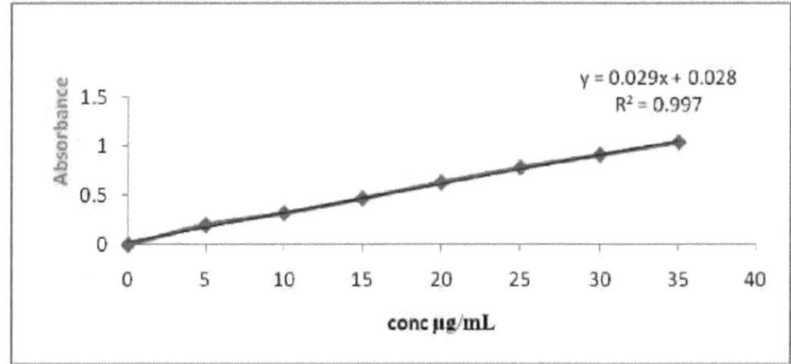

Figura 20: Curva de calibração do aminociclopiroxido em diclorometano com kmax **305,5 nm**

5.3.4 Em tampão de acetato (pH 4,6)

Método: Dissolver 10 mg de ciclopiroxolamina em 10 ml de tampão acetato (pH 4,6), transferir 5 ml desta solução para um balão volumétrico de 50 ml e completar o volume até 50 ml com tampão acetato (pH 4,6). Prepararam-se diferentes concentrações da ordem dos 535 µg/ml e registou-se a absorvância (quadro 8). Foi traçada uma curva de calibração entre a concentração e a absorvância (Figura 21).

Quadro 8: Curva de calibração para ciclopirox-almina em tampão acetato (pH 4,6)

Concentration (µg/ml)	Mean Absorbance ± SD (n=3)	Regressed values (Y=0.028x+0.026)
0	0	0.026
5	0.2±0.03	0.166
10	0.315±0.02	0.306
15	0.452±0.07	0.446
20	0.613±0.08	0.586
25	0.761±0.2	0.726
30	0.886±0.21	0.866

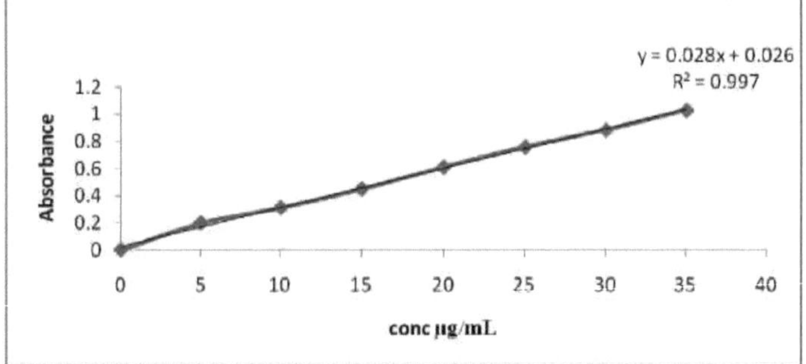

Figura 21: Curva de calibração para ciclopirox-olamina em tampão acetato pH (4,6) a kmax

298,5 nm

5.3.5 **Em tampão fosfato** ***(pH 7,4)***

Método: Dissolver 10 mg de ciclopiroxolamina em 10 ml de tampão fosfato (pH 7,4), transferir 5 ml desta solução para um balão volumétrico de 50 ml e completar o volume até 50 ml com tampão fosfato (pH 7,4). Prepararam-se diferentes concentrações na gama de 5 a 50 µg/ml e registou-se a absorvância (quadro 9). Foi traçada uma curva de calibração entre a absorvância no eixo y e a concentração no eixo x (Figura 22).

Quadro 9: Curva de calibração para ciclopirox-almina em tampão fosfato (pH 7,4)

Concentration (µg/ml)	Mean Absorbance ± SD (n=3)	Regressed values (y=0.021x – 0.009)
0	0	0.009
5	0.107±0.09	0.114
10	0.223±0.07	0.219
15	0.355±0.017	0.324
20	0.445±0.04	0.429
25	0.567±0.09	0.534
30	0.679±.01	0.639
35	0.794±0.01	0.744
40	0.890±0.06	0.009
45	0.993±0.04	0.114

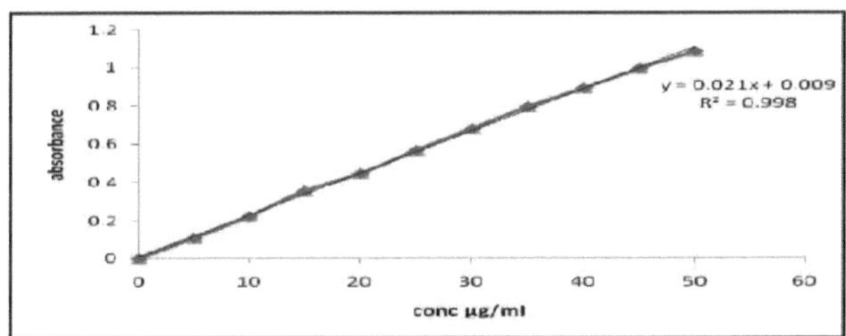

Fig. 22: Curva de calibração da ciclopiroxolamina em tampão fosfato (pH 7,4)

5.4 Identificação e caraterização de um lípido (Gelucire 50/13)

O Gelucire 50/13 foi recebido como uma amostra de oferta de Gattefossø, França. A amostra lipídica obtida foi identificada utilizando métodos normalizados.

Quadro 10 Propriedades físicas do Gelucire 50/13

Parameter	Inference
Chemical name	Stearoyl macrogolglycerides
Nature	Waxy
Colour	White
Melting point	50
Odour	Odourless
HLB	13

5.4.1 Ponto de fusão

Para determinar o ponto de fusão dos lípidos, foi utilizado um dispositivo capilar adaptado a amostras padrão (quadro 11).

Tabela 11: Ponto de fusão padrão e ponto de fusão observado do gelucre 50/13

Standard	Observed
50 °C	50°C

5.4.2 Análise térmica dos lípidos 2-5 mg da amostra foram colocados numa cuvete DSC e comprimidos. Foi então realizado um termograma do lípido na gama de temperaturas 40°C-300°C a uma taxa de aquecimento de 10°C/min numa atmosfera inerte varrida por azoto gasoso a uma taxa de fluxo de 20 ml/min (Pyris 6-DSC). O termograma DSC do Gelucire 50/13 é mostrado na Figura 23.

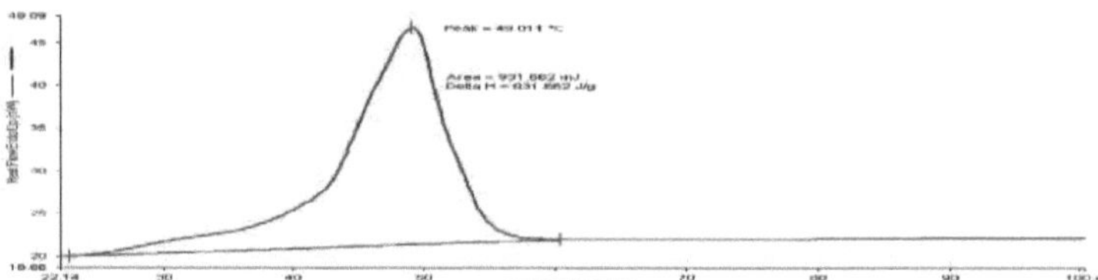

Figura 23: Termograma de DSC do Gelucire 50/13

5.4.3 Difração de raios X (XRD)

A amostra em pó foi fixada num suporte de amostras e depois examinada por raios X utilizando um dispersor de raios X de grande ângulo (PW 3040/60 XPert PRO, Neatherland), 2 theta 5-85° com uma tensão de 40 Kv, intensidade de corrente 30mA, 1 1,5405980 A°.

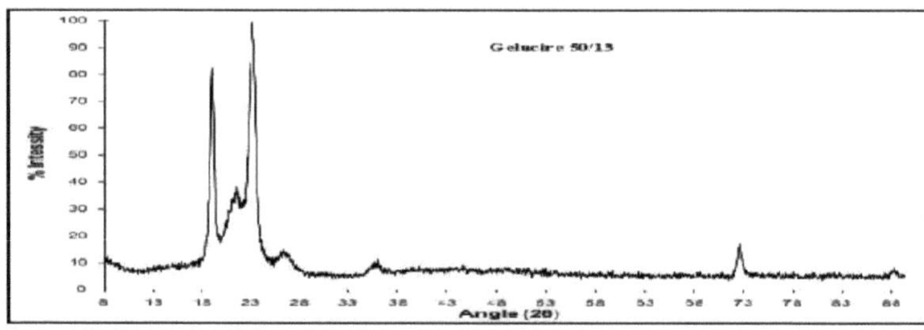

Figura 24: Gelucire XRD 50/13

Resultados e discussão

A amostra do medicamento foi examinada quanto à sua autenticidade. A amostra de preparação foi analisada em termos de aspeto, odor, ponto de fusão, etc. O DSC mostrou que o ponto de fusão era de 148,3°C (Figura 13), o que é muito próximo do ponto de fusão declarado (146°C) do medicamento. O valor LOD foi de 1,69%, o que está dentro do intervalo normal. A solução do fármaco apresentou um máximo de absorção a 300 nm (Figura 17), o que é consistente com os dados da literatura. A solubilidade do fármaco foi determinada em vários solventes à temperatura ambiente (Tabela 3). Verificou-se que o fármaco é altamente solúvel em diclorometano e álcool, pouco solúvel em água e praticamente insolúvel em ciclo-hexano. A espetroscopia UV da amostra do fármaco em metanol (Figura 18) corresponde aos valores obtidos para a amostra padrão de ciclopiroxolamina. A espetroscopia UV também foi efectuada em tampão fosfato pH 7,4 (Fig. 22), tampão acetato pH 4,5 (Fig. 21), octanol (Fig. 19) e diclorometano (Fig. 20). O fármaco foi também identificado por FT-IR. O espetro FT-IR da amostra do fármaco (Fig. 16) foi comparado com o espetro FT-IR padrão (**Fig. 15**). Verificou-se que o fármaco era cristalino e apresentava um padrão caraterístico em diferentes ângulos (Fig. 14). A intensidade máxima do pico (100%) foi observada a 29 = 11,903. Outros picos submáximos foram encontrados em 29 = 19,103 (92,18%), 29 = 19,98 (90,35%), 29 = 18,06 (88,71%) e 29 = 11,868 (86,49%).

A amostra lipídica foi igualmente caracterizada para determinar a sua autenticidade. A amostra lipídica foi analisada em termos de aspeto, odor (Quadro 10) e ponto de fusão. O ponto de fusão foi determinado a 50°C (figura 23). Os lípidos foram também analisados por difração de raios X (Figura 20), que mostrou que eram de natureza amorfa. Foram observados apenas dois picos marcados a 23,198 e 19,103 (valor 29), correspondendo a intensidades de pico de 100% e 82,64%, respetivamente.

Conclusão: com base nestas análises, foi estabelecida a autenticidade da amostra de medicamentos e de lípidos.

CAPÍTULO 6

Fórmula

Desenvolvimento

6.0 Lista de materiais
6.1 Produtos químicos

Narcóticos	
Ciclopirox olamine	: Encube Ethical's Pvt, Ltd, Makaim, Pona-Goa
Tensioactivos	
Tween 80	: Merck, India Ltd., India
Tween 20	: Merck, India Ltd., India
Tween 60	: Merck, India Ltd., India
Solventes	
Methanol	: Merck, India Ltd., India
Ethanol	: Changshu Yangquan Chemical, China
Acetone	: SD Fine-Chem. Limited, Mumbai, India
Chloroform	: S.D. Fine Chemical, India
Isopropyl alcohol	: Merck, India Ltd., India
Dichloromethane	: Merck, India Ltd., India
1 – Octanol	: Spectrochem PVT LTD, Mumbai
Hexane	: Changshu Yangquan Chemical, China
Toluene	: Merck, India Ltd., India
Cyclohexane	: Changshu Yangquan Chemical, China
Lípidos	
Glyceryl monostearate	: SD Fine Chemical, India
Glyceryl behnate	: SD Fine Chemical, India
Gelucire 50/13	: Gattefosse, France

Glyceryl tristearate (DYANSAN 118)	: Gattefosse, France
Cetyl alcohol	: Qualikems Fine Chem.Pvt.Ltd, India
Stearic acid	: Qualikems Fine Chem. Pvt. Ltd, India
Glyceryl trimyristate (DYANSAN 114)	: Gattefosse, France
Compritol EATO "glycerol mono-di-tri-behnate"	: Gattefosse, France
Gelucire 30/01	: Gattefosse, France
Gelucire 44/14	: Gattefosse, France
Gelucire 33/01	: Gattefosse, France
Compritol 888 ATO ["glycerol dibehnate "	: Gattefosse, France

6.2 Instruments

Sonicator (US-250 w)	: Ultrasonics, India
Magnetic stirrer (5 MLH DX)	: Remi Equipments Pvt. Ltd
Electronic weighing balance	: Mettler, Japan
UV-visible spectrophotometer (UV-1601)	: Shimadzu, Japan
Freeze dryer	: Heto Dry winner
Melting point apparatus	: Scientific Apparatus, India
Water bath shaker	: Metrex, India
Distilled water apparatus	: Nirmal International, New Delhi
Differential scanning calorimeter (Pyris 6 DSC)	: Perkin Elmer, Pyris 6DSC, USA
Centrifuge	: Cooling Tomy MX-305, C24 India
Syringe	: Dispo-Van

Probe sonicator	: Shimadzu, Japan
FTIR-spectrophotometer	: Win-IR, Bio-Rad FTS
PH meter	: Decibel DB-1011 Meter, Italy
Oven	: Widsons Scientific work, India
Particle size analyzer	: Malvern Instrument, UK
Brookfiled Digital Rheometer	: Brookfield, USA
Controlled-stress AR 500 Rheometer	: TA Instrument, UK
Deep Freezer	: Vestfrost, INDIA
Dissolutioin apparatus	: Electrolab, INDIA
TA-XT2 Texture Analyzer	: Stable Micro System,UK

6.3 FORMULAÇÃO DE NANOPARTÍCULAS LIPÍDICAS SÓLIDAS

6.3.1 Estudos de solubilidade

A preparação de SLNs requer a avaliação da solubilidade do fármaco em diferentes tensioactivos, co-surfactantes e solventes. A solubilidade dos lípidos em diferentes solventes também é importante, pelo que o estudo inicial antes da formulação de SLNs inclui a avaliação da solubilidade do fármaco e dos lípidos.

6.3.1. a *Determinação da solubilidade da ciclopiroxolamina em tensioactivos e co-surfactantes.*

O critério mais importante para a seleção de componentes é a solubilidade do fármaco pouco solúvel em tensioactivos e co-surfactantes. A solubilidade da ciclopiroxolamina foi determinada em vários tensioactivos e co-surfactantes, como se mostra no Quadro 11 .

Quadro 11: Solubilidade de vários tensioactivos e co-surfactantes com ciclopirox-olamina

S.NO	Excipientes	Solubilidade (mg/ml)
SURFACTORES		
1	Gémeo 20	27.9
2	Gémeo 40	39.7
3	Gémeo 60	34
4	**Gémeo 80**	**46**
6	Balanço 20	11.3

7	Swing 60.	12.7
CO-FACTANTE		
9	PEG200	39.3
10	PEG400	40
11	**Etanol**	**52**
12	Álcool isopropílico	41.3

6.1. b Solubilidade do fármaco em vários lípidos e solventes

A solubilidade do fármaco no lípido fundido e no solvente é o fator mais importante que determina a capacidade de carga e a eficiência da incorporação do fármaco no lípido. Por conseguinte, tentámos um método para determinar o lípido sólido com o melhor potencial de solubilização para a ciclopiroxolamina **(Shah et al., 2007)**. Resumidamente, 1000 mg de cada lípido sólido foram colocados num frasco de boca larga com tampa de rosca e aquecidos separadamente acima do ponto de fusão, adicionando gradualmente uma quantidade conhecida do fármaco enquanto se agitava e agitava continuamente em vórtice. A quantidade de fármaco dissolvida em cada lípido foi registada como indicado no Quadro 12. Formou-se uma solução límpida, amarelo-pálida, do lípido fundido. O ponto final do estudo de solubilidade foi o aparecimento de uma névoa na solução límpida do lípido fundido.

Type of lipid	Soluble	Insoluble	Amount of Drug
Glyceryl monosterate	Yes	×	90mg*
Glyceral behnate (Compritol 888)	×	Yes	X
Glyceryl trimersate (Dyansan 114)	×	Yes	X
Glyceryl tristerate (Dyansan 118)	×	Yes	X
Stearic acid	Yes	×	90mg*
Cetylalcohol	Yes	×	90mg*
Compritol EATO	×	Yes	X
Gelucire 39/01	×	Yes	X

Gelucire 44/14	×	Yes	X
Gelucire 33/01	×	Yes	X
Gelucire 50/13	Yes	×	200 mg*

Tabela 12: Solubilidade do fármaco em vários lípidos.
Conclusão:

O estudo de solubilidade mostrou que o fármaco era bem solúvel em vários lípidos, como o ácido esteárico, o álcool cetílico, o monoestearato de glicerol e o Gelucire 50/13. A maior quantidade de fármaco foi incorporada no Gelucire 50/13, razão pela qual este foi escolhido para outras formulações. A solubilidade do fármaco foi também estudada em diferentes solventes. Os diferentes solventes selecionados e a solubilidade do fármaco nos mesmos são apresentados na Tabela 13.

Tabela.13 Solubilidade do fármaco em diferentes solventes

Type of solvent	Amount of solvent	Amount of Drug
Ethanol	1 ml	60mg*
Methanol	1 ml	300*mg
Dichloromethane	1 ml	450mg*
Chloroform	1 ml	100mg*
Acetone	1 ml	10mg
Isopropyl alcohol	1 ml	30mg*
Octanol	1 ml	60mg*
Hexane	1 ml	10mg
Cyclohexane	1 ml	10mg

*São possíveis suplementos **adicionais**

Conclusão

O fármaco era solúvel em quantidades significativas em solventes como o etanol, o metanol, o diclorometano, o clorofórmio, o álcool isopropílico e o octanol. A quantidade mais elevada de 450 mg foi dissolvida em diclorometano. O medicamento era insolúvel em acetona, hexano, ciclo-hexano e tolueno.

6.1 .c Solubilidade dos lípidos em diferentes solventes

Com base na solubilidade dos fármacos em diferentes solventes, determinou-se a solubilidade de diferentes lípidos em diferentes solventes, utilizando solventes que se verificou serem adequados para a solubilidade dos fármacos. Este método foi utilizado para determinar a solubilidade dos lípidos em diferentes tipos de solventes. Verteu-se 1 ml de solvente num frasco de boca larga com uma tampa de rosca e adicionou-se gradualmente uma quantidade conhecida de fármaco, com agitação constante. A quantidade de lípido dissolvido foi registada como indicado no quadro 14.

Tabela 14: Solubilidade dos lípidos em diferentes solventes

Type of lipids ↓	Types of solvents (1 ml) → Methanol	Dichloromethane	Chloroform	Isopropyl – Alcohol	Octanol
GMS	X	X	X	50mg*	X
Stearicacid	200mg*	2oomg*	700mg*	100mg*	100mg*
Gelucire 50/13	X	200mg*	200mg*	X	X
Cetyl alcohol	400mg*	600mg*	400mg*	100mg*	X

*São possíveis outras adições.

Resultados e discussão

A solubilidade da ciclopiroxolamina com vários tensioactivos e co-surfactantes foi determinada de modo a que a ciclopiroxolamina apresentasse uma solubilidade máxima com Tween 80, como indicado no Quadro 11. A solubilidade do fármaco no lípido fundido é o principal fator que determina a capacidade de carga e a eficiência de aprisionamento do fármaco no lípido, razão pela qual foram utilizados diferentes tipos de lípidos (ver Quadro 12). Verificou-se que o fármaco é solúvel em quatro lípidos: ácido esteárico, álcool cetílico, monoestearato de glicerol e gelucire 50/13. Destes, o gelucire 50/13 provou ser o lípido mais adequado para a preparação de SLN, uma vez que o ácido esteárico interagiu com o diclorometano durante a sonicação, enquanto o monoestearato de glicerol era instável durante o armazenamento e a formação de partículas grandes foi observada após algumas semanas. A solubilidade da ciclopiroxolamina em diferentes solventes foi determinada como se mostra na Tabela 13. O diclorometano apresentou a solubilidade mais elevada, com a formação de uma solução límpida.

6.2 Produção e otimização de nanopartículas lipídicas sólidas (placebo) utilizando o método Box-Behnken

As SLN foram preparadas por injeção de solvente e sonicação. Foi utilizado um esquema de triagem estatística Box-Benken para otimizar estatisticamente os parâmetros da formulação e estimar os efeitos principais, os efeitos de interação e os efeitos quadráticos dos componentes da formulação nos SLN. Os métodos de superfície de resposta (RSM), como o modelo de Box-Bencken e o modelo de composição central (CDD), fornecem curvas nas funções de resposta para as variáveis dependentes em função da gama de variáveis independentes, o que ajuda a quantificar a proporção de excipientes numa formulação (**Govender et al., 2005; Kreuter, 2004 e Weyermann, 2004**). A conceção fatorial é frequentemente utilizada para o planeamento de estudos, uma vez que fornece o máximo de informação, exigindo um mínimo de experimentação.

As formulações foram optimizadas utilizando um desenho de Behnken de três factores. O projeto experimental estatístico foi desenvolvido e avaliado utilizando o software Design Expert 7.1. A concentração lipídica (%w/w), a concentração de tensioativo (%w/v) e o tempo de sonicação (min) foram selecionados como variáveis independentes, enquanto o tamanho do SLN (nm) e o índice de polidispersão foram escolhidos como variáveis dependentes. A Tabela 15 mostra as variáveis independentes e os seus valores, que foram incluídos no projeto experimental. Os SLNs foram preparados da seguinte forma. A fase aquosa foi preparada dissolvendo-se o emulsionante (Tween 80) em diferentes concentrações (0,25%, 0,75%, 1,2%), conforme indicado no teste de Box-Behnken, em frascos separados. Para a fase orgânica, foram dissolvidas diferentes concentrações de lípido (Gelucire 50/13) de 1 a 2 g em 2 ml de diclorometano. A fase orgânica foi rapidamente introduzida na fase aquosa que contém o emulsionante durante a sonicação com um sonicador durante um determinado período de tempo (optimizado por Box-Behnken), como indicado no quadro 16 (40 ciclos: 3 segundos de arranque e 3 segundos de paragem). O tamanho médio das partículas e a distribuição do tamanho das partículas (PDI) foram analisados por espetroscopia de correlação de fotões (PSC) utilizando um Zetasizer (modelo Nano ZS90, Malvern Instrument, Reino Unido). As medições do tamanho das partículas foram repetidas três vezes para cada amostra.

Quadro 15 Variáveis independentes e respetivo nível para o modelo Box-Behnken

Factors	Levels		
	-1	0	+1
X_1: Lipid concentration (%w/w)	1	1.5	2
X_2: Surfactant concentration (%w/v)	0.25	0.72	1.2
X_3: Time of sonication (min)	4	7	10

Quadro 16: Otimização da receita pelo método Box-Behnken

Standard run	Lipid Concentration (mg)	Surfactant conc. (%w/v)	Time of sonication (min)	Particle size (nm)	PDI
1	2	0.25	7	160.50	0.600
2	1.5	0.725	7	217.20	0.478
3	1.5	1.2	4	175.00	0.606
4	1.5	0.725	7	216.30	0.466
5	1	0.25	7	92.46	0.598
6	1.5	0.725	7	214.0	0.460
7	1.5	0.25	10	95.30	0.880
8	1	1.2	7	99.20	0.432
9	1.5	1.2	10	190.0	0.545
10	1	0.725	10	130.20	0.350
11	2	1.2	7	144.30	0.270
12	2	0.725	4	179.10	0.393
13	1.5	0.725	7	212.40	0.456
14	1.5	0.725	7	210.0	0.466
15	1	0.725	4	102.3	0.399
16	2	0.725	10	180.10	0.655
17	1.5	0.25	4	110.70	0.500

Equação final para os factores codificados

Equação polinomial obtida a partir da experiência (com Statistica Release 6, statsoft inc). Após os dados de Box-Benken, a seguinte equação revelou-se útil para o resto do cálculo

Tamanho das partículas = +213,98 +29,98 *A +18,69 *B + 3,56 *C -5,74 *A*B - 6,73*A*C + 7,60

*B*C -42,35 *A2 -47,52 *B2 -23,71*C2

Equação final em relação aos factores reais :

Tamanho das partículas =-579,96902 +616,99018 *concentração de lípidos +343,63204 *concentração de surfactantes.

^{2222}+40,92806 * tempo de som -24,14737 * concentração lipídica * concentração surfactante -4,48333 * concentração lipídica * tempo de som +5,33333 * concentração surfactante * tempo de som -169,38000 * concentração lipídica -210,61496 * concentração surfactante -2,63444 * tempo de som^2

Diagramas de contorno de superfícies 3D

Um diagrama de contorno é uma representação bidimensional da resposta a factores selecionados. É possível representar toda a área de dois factores ao mesmo tempo. Se existirem mais de dois factores, a área bidimensional pode ser representada como uma secção do espaço dos factores. As variáveis independentes estão geralmente limitadas a uma grelha regular. Os métodos reais para determinar os valores corretos das iso-respostas são bastante complexos e são quase sempre gerados por computador. Quanto maior for o número de respostas tomadas em consideração, mais saturado será o diagrama de contorno sobreposto. É por isso que, regra geral, apenas se desenham os contornos máximos e mínimos para cada resposta. Isto minimiza a falta de clareza e torna o gráfico de contorno sobreposto mais fácil de interpretar. Os gráficos de contorno mostram a relação entre os três factores. Os gráficos modelo (gráficos de contorno e superfícies 3D) são apresentados nas **Figuras 25 a 30.**

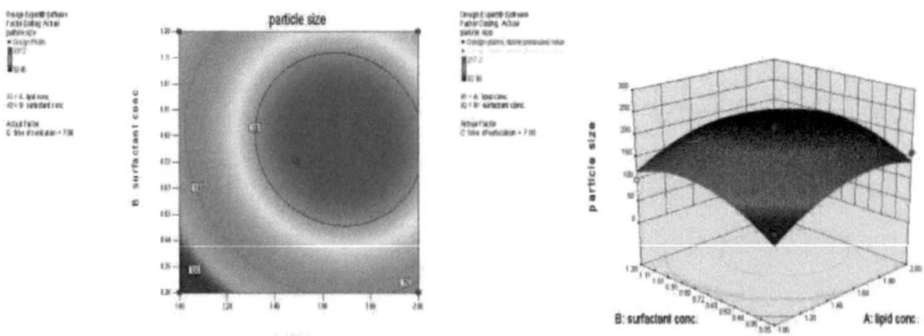

Fig.25: Contour plot & 3D graph surface between surfactant concentration, lipid conc and particle size.

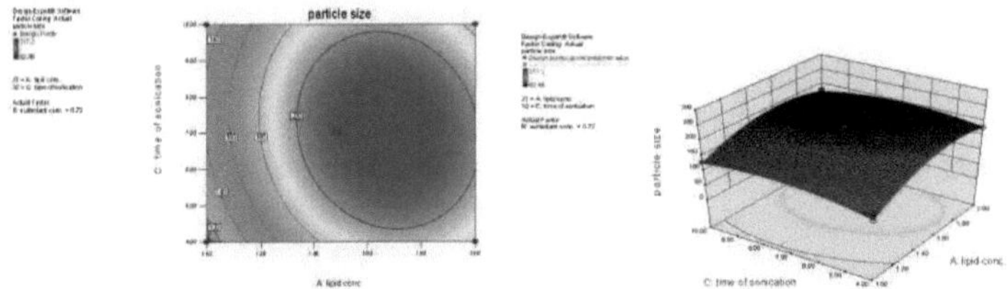

Fig.26 Contour plot & 3D surface graphs between time of sonication, lipid concentration and particle size.

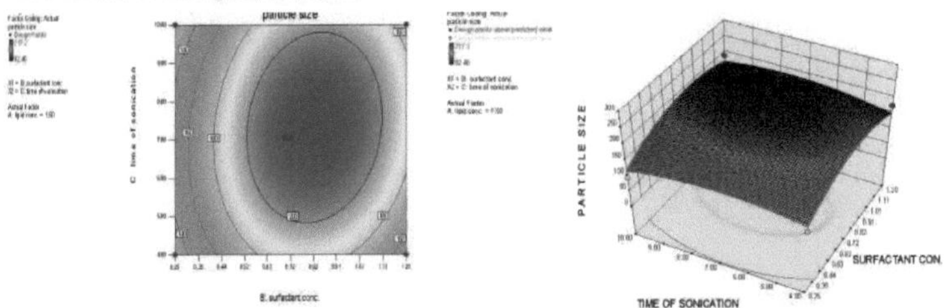

Fig27: Contour plot & 3D surface graphs between time of sonication, surfactant concentration and particle size.

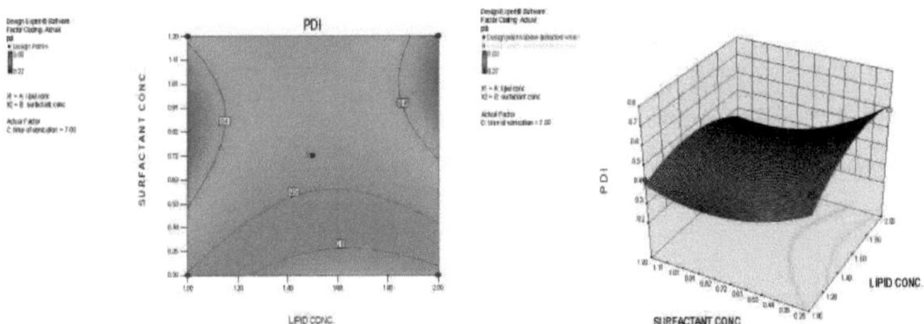

Fig: 28 Contour plot & 3D graph surface between surfactant concentration, lipid concentration and PDI.

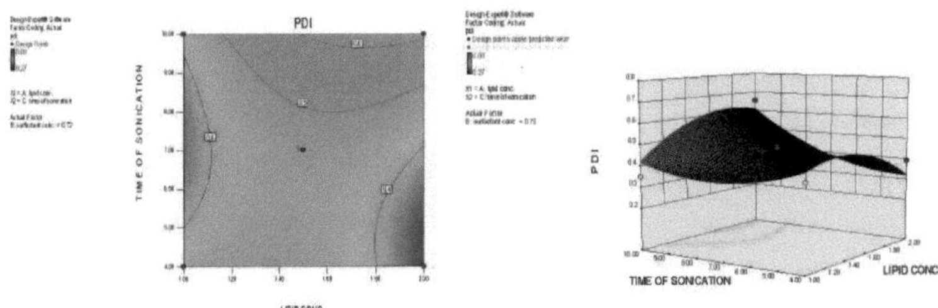

Fig.29: Contour plot & 3D graph surface between time of sonication, lipid Concentration and PDI.

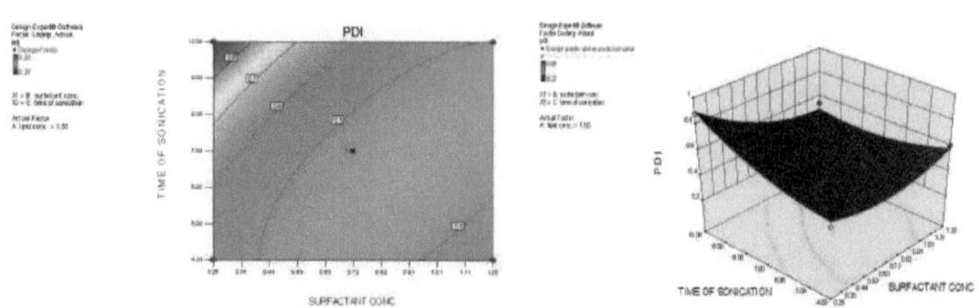

Fig30: Contour plot & 3D graph surface between time of sonication, surfactant concentration and PDI.

As seguintes formulações foram utilizadas para estudos posteriores e foram escolhidas como a proporção óptima.

O método de previsão pontual foi utilizado para determinar estas formulações.

Tab.17 Diferentes rácios optimizados entre a composição e o tamanho das partículas e o índice de polidispersão (PDI)

Lipid concentration (%wv)	Surfactant concentration (%w/v)	Time of sonication (min)	Size (nm)	PDI
1	0.725	10	130.2	0.350
1.5	1	7	216.3	0.460
2	1.2	4	179.1	0.393

Resultados e discussão

As três formulações acima referidas foram selecionadas como a relação optimizada, uma vez que proporcionaram o tamanho de partícula desejado com um PDI mínimo a uma energia mínima (tempo de sonicação) e um teor moderado de surfactante. As dimensões das partículas entre 150-200 nm e 200-250 nm foram consideradas adequadas para a administração local, pelo que foram selecionadas. Nos nossos ensaios preliminares, a carga do ingrediente ativo foi significativa em todos os casos, pelo que a eficiência da contenção foi excluída do nosso esquema como variável dependente. Para obter a quantidade desejada de ingrediente ativo na formulação final, foi possível ajustar a quantidade de SLN incorporada no gel. Por conseguinte, apenas o tamanho das partículas e o PDI foram tidos em conta para obter uma penetração profunda na mucosa.

Efeito no tamanho das partículas

A seguinte equação polinomial foi derivada para o tamanho das partículas

Y1=-579,96902+616,99018* Concentração de lípidos+343,63204* Concentração de surfactante+40,92806* Tempo de sonicação-24,14737* Concentração de lípidos * Concentração de surfactante-4,48333* Concentração de lípidos * Tempo de sonicação+5,33333* Concentração de surfactante * Tempo de sonicação-169,38000* Concentração de lípidos.^{2} 210,61496* Tensidkonzentration.^{2} -2,63444* Tempo de sondagem.^{2}

Y1 é a dimensão das partículas.

Std.dev	23.02	R^2	0.89
Mean	160.53	AdjR^2	0.76
Prob > F	0.0100	Adequate Precision	8.16

O valor da probabilidade (Pob > f) mostra a importância do modelo preditivo criado para a dimensão das partículas (Y1). ^{2} ^{2}O valor do coeficiente de determinação elevado (R = 0,89) corresponde bem ao coeficiente de determinação ajustado (R = 0,76) e confirma o carácter altamente significativo do modelo". A precisão adequada mede a relação sinal/ruído. De preferência, este rácio deve ser superior a 4.

As figuras 25 a 27 mostram que um aumento do teor lipídico de 1% para 2% conduz a um aumento do tamanho das partículas e um aumento da concentração de tensioativo de 0,25% para 1,2% conduz a uma diminuição do tamanho das partículas. Obteve-se um resultado semelhante para o tempo de sonicação. Um aumento no tempo de sonicação (4-10 min) resultou numa diminuição do tamanho das partículas.

Efeito do índice de polidispersidade (PDI)

O PDI foi escolhido como segundo fator dependente para descobrir a estrutura da distribuição de NLA e para manter o PDI baixo, a fim de obter uma distribuição estreita do tamanho de NLA. Os três factores selecionados na Tabela 15 têm todos um impacto no PDI dos SLN, que foi determinado utilizando o software Design Expert 7.1.

[22]Y2 = 0,189619929+ 0,839274561* Concentração lipídica - .011393352* Concentração surfactante - 0,109780117* Tempo de som - 0,172631579* Concentração lipídica * Concentração surfactante + 0,05183333* Concentração lipídica * Tempo de som - 0,077336842* Concentração surfactante * Tempo de som - 0,3474* Concentração lipídica . 0,428365651* Concentração surfactante .0,007877778* Tempo de som^2

Y2 é o IDP.

Std.dev	0.072	R^2	0.88
Mean	0.50	AdjR^2	0.72
Prob > F	0.0156	Adeq Precision	10.3

O valor de probabilidade (Pob > f) mostra a importância muito elevada do modelo de previsão criado para a dimensão das partículas (Y1). ^{2}O valor do coeficiente de determinação (R = 0,88) corresponde bem ao coeficiente de determinação ajustado (R2 = 0,72), indicando o elevado grau de significância do modelo. "A precisão adequada mede a relação sinal/ruído. Este rácio deve, de preferência, ser superior a 4. As figuras 28-30 mostram o efeito da concentração de surfactante e de lípidos no PIR, o efeito do tempo de PA e da concentração de lípidos no PIR e o efeito do tempo de PA e da concentração de surfactante no PIR, respetivamente.

O modelo de gráfico tridimensional reflecte a interação significativa entre as duas variáveis estudadas. Os diagramas mostram claramente que os diferentes tamanhos de partículas necessários para o estudo podem ser obtidos em qualquer ponto da zona experimental.

6.3 Produção de SLN optimizado com uma carga de ciclopirox-olamina

Após a previsão de pontos, foram selecionadas diferentes formulações, como se mostra na Tabela 18. Os SLNs foram preparados da mesma forma que a preparação anterior (Secção 6.2), com a diferença de que foram carregados com o fármaco. Resumidamente, os SLNs foram preparados por injeção de solvente durante a sonicação. Uma quantidade fixa de lípido foi pesada e dissolvida em cerca de 2 ml de diclorometano, que serviu de fase orgânica. Foi também adicionada uma quantidade fixa de fármaco à solução lipídica até esta se tornar opticamente transparente. O Tween 80 foi dissolvido em água bidestilada em concentrações de 0,725, 1 e 1,2 (% p/v) e utilizado como fase aquosa (Tabela 18). A fase orgânica foi rapidamente introduzida na fase aquosa e emulsionada utilizando um silenciador de sonda (Microsan XL200, EUA) durante intervalos de tempo definidos. A suspensão preparada foi centrifugada e sublimada como SLN carregada com fármaco. As três formulações finais AP1,

AP2 e AP3, apresentadas na Tabela 18, foram submetidas a diferentes parâmetros de caraterização.

Quadro 18: Diferentes rácios de formulação SLN com a quantidade de fármaco selecionada pelo método Box-Behnken

Formulation	**Lipid concentration (%w/v)**	**Surfactant concentration (%w/v)**	**Time of sonication (min)**
AP1	1	0.725	10
AP2	1.5	1	7
AP3	2	1.2	4

CAPÍTULO 7

Caracterização de lípidos sólidos

Nanopartículas

7. CARACTERIZAÇÃO DE FORMULAÇÕES CARREGADAS COM MEDICAMENTOS

Uma caraterização adequada e correta dos SLNs é essencial para o seu controlo de qualidade. No entanto, a caraterização dos SLN constitui um grande desafio devido à dimensão coloidal das partículas e à complexidade e dinâmica do sistema de administração. Os parâmetros importantes a avaliar nos SLN são a dimensão das partículas, o grau de cristalinidade, a modificação lipídica (polimorfismo), o teor da substância ativa, a libertação in vitro da substância ativa e a morfologia da superfície.

7.1 Determinação do tamanho das partículas e do potencial zeta

O tamanho das partículas e o potencial zeta dos SLN vazios e carregados com fármacos foram medidos por espetroscopia de correlação de fotões utilizando um zetasizador Malvern. Foram registados o tamanho médio das partículas em nanómetros e o índice de polidispersão. As Figuras 33 a 35 e a Tabela 19 mostram a análise do tamanho das partículas de AP1, AP2 e AP3, respetivamente.

Quadro 19 Diferentes SLNs carregados com fármacos com tamanho de partícula e índice de polidispersão (PDI)

Formulation	Size (nm)	PDI
AP1	222.4	0.414
AP2	183.9	0.498
AP3	135.72	0.295

			Diam. (nm)	% Intensity	Width (nm)
Z-Average (r.nm):	111.2	Peak 1:	196.6	100.0	149.2
PdI:	0.414	Peak 2:	0.000	0.0	0.000
Intercept:	0.706	Peak 3:	0.000	0.0	0.000

Qualidade dos resultados Boa

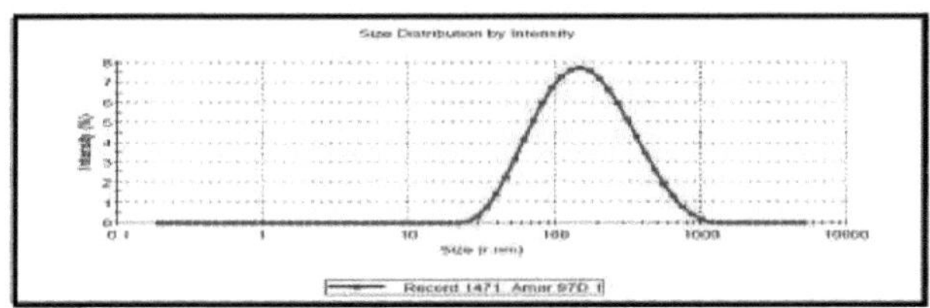

Figura 31: Análise granulométrica da composição AP1

			Diam. (nm)	% Intensity	Width (nm)
Z-Average (r.nm):	91.96	Peak 1:	152.4	90.9	95.67
PdI:	0.498	Peak 2:	6.512	9.1	1.759
Intercept:	0.885				
Result quality	Good				

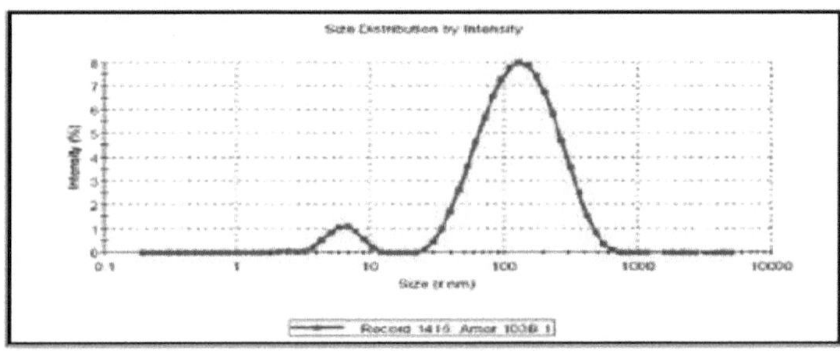

Fig 32: Particle size analysis of formulation AP2

			Diam. (nm)	% Intensity	Width (nm)
Z-Average (r.nm):	67.86	Peak 1:	93.56	100.0	45.21
PdI:	0.295	Peak 2:	0.000	0.0	0.000
Intercept:	0.927	Peak 3:	0.000	0.0	0.000
Result quality	Good				

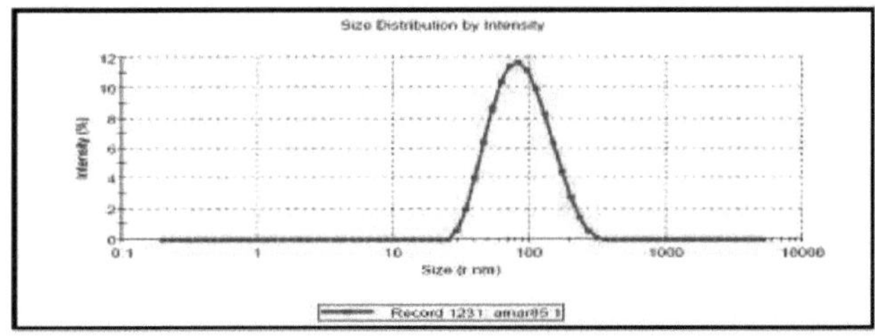

Figura 33: Análise granulométrica da composição AP3

7.2 Morfologia

A forma e as propriedades da superfície do sistema de suporte foram determinadas por microscopia eletrónica de transmissão (TEM) e microscopia eletrónica de varrimento (SEM). As Figuras 36-38 mostram imagens TEM e a Figura 3941 mostra pictogramas SEM.

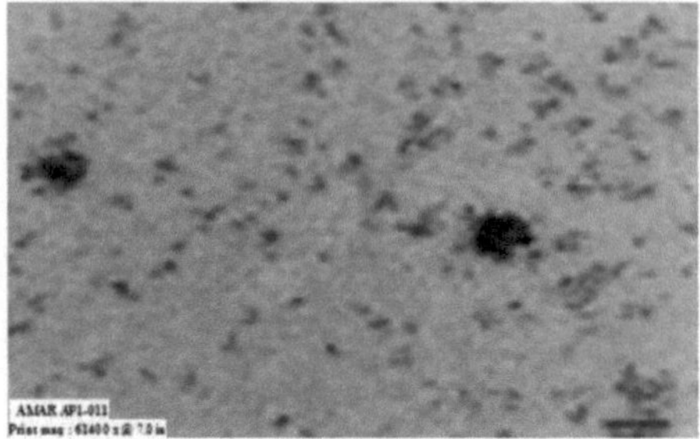

Fig. 34 TEM image for AP1

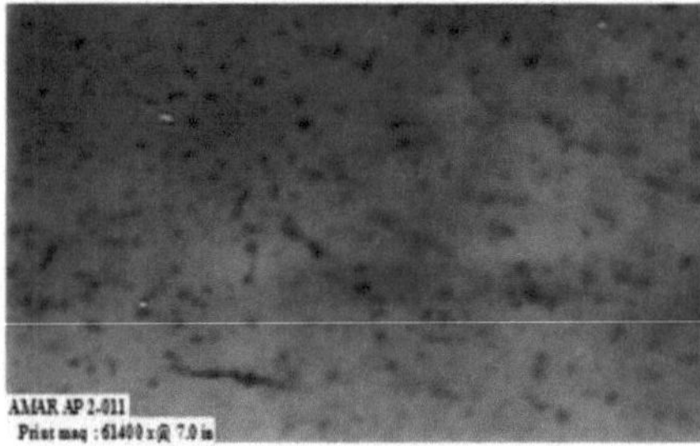

Fig. 35 TEM image for AP2

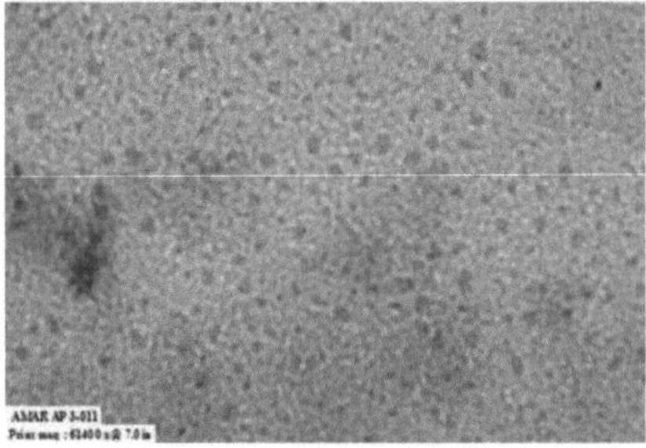

Fig. 36 TEM image for AP3

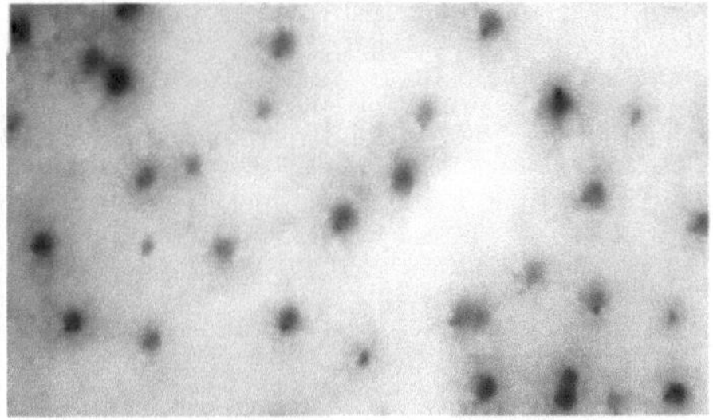

Fig 37: SEM image for AP1

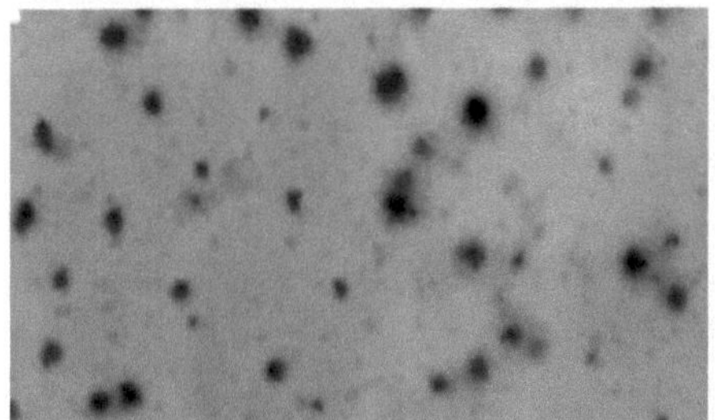

Fig 38: SEM image for AP2

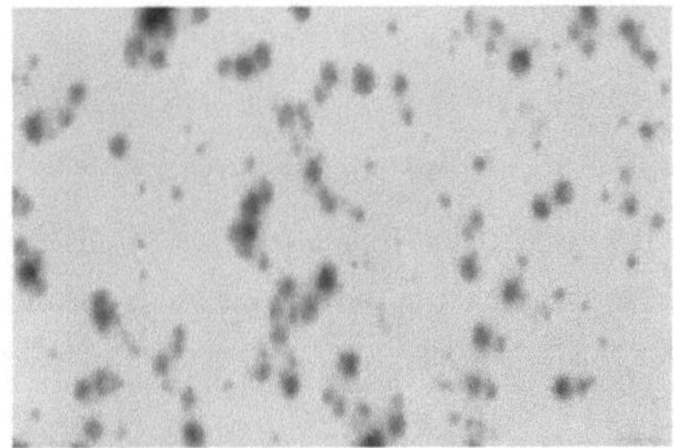

Fig 39: SEM image for AP3

7.3 Determinação da eficiência de preensão

A eficácia do entraceptivo foi determinada através da medição da concentração do fármaco livre (não incluído) num meio aquoso, tal como referido **(Venishetty et al., 2007; Vobalaboina et al., 2005).** Foram utilizados tubos de ultracentrifugação (Sartorius, EUA) com um peso molecular de 2000 Da para determinar a eficácia da entracepção. Foi colocado um ml de fármaco no compartimento superior e centrifugado a 10.000 rpm durante 10 minutos.

Os SLNs permaneceram na câmara exterior com o fármaco encapsulado e a fase aquosa foi passada através de um filtro de membrana para a câmara de regeneração da amostra. A quantidade de ciclopiroxolamina não encapsulada na fase aquosa foi determinada utilizando o método UV. Após várias lavagens e centrifugações, o meio aquoso recolhido foi diluído com metanol e a absorvância no UV foi determinada a 300 nm. Desta forma, a eficiência de confinamento (EE) da preparação SLN foi calculada de acordo com as fórmulas apresentadas:

Percentage of Entrapment Efficiency (EE%)= (A_{total}- $A_{unentrapped}$) / A_{total}) X 100

Where:

A_{total} = Total amount of ciclopirox in SLN and;

$A_{unentrapped}$= Unentrapped ciclopirox in SLN.

Os valores da eficiência de separação para as diferentes formulações são apresentados na Tabela 20.

Quadro 20: Eficiência de absorção do úbere quando se utilizam diferentes formulações de SLN

Formulation	Size (nm)	Entrapment efficiecny
AP1	222.4	87.3%
AP2	183.9	76.2%
AP3	135.72	78.9%

Resultados: Após a análise da eficácia da captura, todas as formulações apresentaram praticamente os mesmos resultados. Também não se verificaram diferenças significativas entre as três formulações optimizadas em relação a estudos anteriores. Além disso, os estudos de permeação permitem tirar conclusões a partir das quais se pode deduzir a formulação optimizada.

7.4 Estudo de permeabilidade

A formulação SLN para administração vaginal de medicamentos, atualmente em desenvolvimento, destina-se à administração tópica e ao tratamento de infecções fúngicas. Não é necessária a absorção do fármaco do epitélio vaginal para a circulação sistémica. Por conseguinte, foi efectuado um *estudo in vitro* para determinar o grau de penetração do fármaco através da mucosa vaginal, utilizando a célula de difusão de Franz.

Preparação do tecido vaginal de cabra

No presente estudo, a mucosa vaginal de cabra foi utilizada como modelo de superfície mucosa para estudos de permeabilidade. A mucosa vaginal de cabra foi obtida num matadouro. Como pré-tratamento, a mucosa foi imersa em solução salina normal a 5°C durante 12 horas antes do estudo. A mucosa vaginal caprina excisada foi lavada com meio de difusão e depois seca ao ar.

***Estudo* de *permeabilidade in vitro* de SLNs de ciclopirox-olamina**

Os estudos de permeabilidade vaginal das formulações contendo ciclopiroxolamina (AP1, AP2 e AP3) foram efectuados na mucosa vaginal de cabra utilizando células de difusão de Franz modificadas Figura 44.

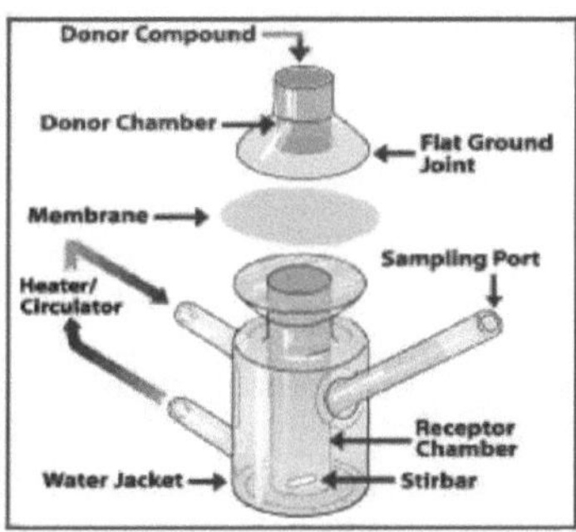

Fig. 40: Célula de difusão de Franz

A mucosa vaginal foi colocada sobre a câmara recetora de modo a que a camada epitelial da mucosa ficasse virada para a câmara dadora e a outra camada para a câmara recetora. A câmara recetora foi preenchida com tampão fosfato isotónico pH 7,4 (I.P 96). A temperatura foi mantida a 37±0,5°C e a agitação foi efectuada a 600 rpm. Foram aplicados uniformemente na superfície dorsal da mucosa 5 ml da formulação SLN contendo 10 mg de fármaco.

A determinados intervalos (0, 1, 2, 3, 4, 5, 6, 8, 10, 12 e 24 horas), foram retirados 0,5 ml da cuvete de registo e substituídos pela mesma quantidade de solução-tampão para manter constante o volume da fase recetora. As amostras foram quantificadas espectrofotometricamente a λ_{max} 300 nm. Os perfis de permeabilidade vaginal do API, AP2 e AP3 são apresentados nas Tabelas 21, 22 e 23.

Análise de dados

[2]A quantidade cumulativa de ciclopiroxolamina que permeia a mucosa (Q, |ig/cm) foi representada num gráfico em função do tempo (hora). [2]O fluxo de fármaco em

estado estacionário (taxa de permeação) (Js, |ig/cm /h) foi calculado a partir do declive da parte linear da curva.

Cumulative amount of drug permeated = concentration (μg/ml) × dilution factor × volume of diffusion cell.

Volume of diffusion cell = 5 ml

Area of diffusion cell = 0.785 cm^2

Dilution factor = 20

Drug concentration in donor compartment = 10,000 μg/ml

Cumulative percentage of drug permeated = $\frac{\text{cumulative amount of drug permeated}}{\text{initial drug concentration}} \times 100$

Cumulative amount of drug permeated per cm^2 = $\frac{\text{cumulative amount of drug permeated}}{\text{area}}$

Flux = slope of steady state portion of the plot between cumulative amount of drug permeated Vs time ($\mu g/cm^2/hr$)

permeability coefficient (Pb) = Flux / drug concentration in donor compartment (μg/ml)

Tab.21 Perfil de libertação in vitro da formulação optimizada SLN AP1

S.NO	Time (h)	Absorbance	Concentration (μg/ml)	Cumulative amount of drug permeated ($\mu g/cm^2$)	Cumulative percentage of drug permeated	Cumulative amount of drug permeated Per cm^2	Flux ($\mu g/m^2/h$)	Pb x 10^{-4}
1	1	0.178	8.04	804	8.04	1024.20	79.71	7.97
2	2	0.202	9.19	919	9.19	1170.70		
3	3	0.223	10.19	1019	10.19	1298.08		
4	4	0.248	11.38	1138	11.38	1449.68		
5	5	0.271	12.47	1247	12.47	1588.53		
6	6	0.294	13.57	1357	13.57	1728.66		
7	8	0.315	14.57	1457	14.57	1856.05		
8	10	0.350	16.23	1623	16.23	2067.51		
9	12	0.370	17.19	1719	17.19	2189.80		
10	24	0.410	19.09	1909	19.09	2431.84		

Quadro .22 Perfil de libertação in vitro da formulação optimizada SLN AP2

S.NO	Time (h)	Absorbance	Concentration (µg/ml)	Cumulative amount of drug permeated (µg/cm²)	Cumulative percentage of drug permeated	Cumulative amount of drug permeated Per cm²	Flux (µg/m² /h)	Pb x 10^{-4}
1	1	0.160	7.19	719	7.19	915.9	99.16	9.91
2	2	0.190	8.61	861	8.61	1096.8		
3	3	0.220	10.04	1004	10.04	1278.9		
4	4	0.250	11.47	1147	11.47	1461.1		
5	5	0.290	13.38	1338	13.38	1704.4		
6	6	0.330	15.28	1528	15.28	1946.4		
7	8	0.360	16.71	1671	16.71	2128.6		
8	10	0.400	18.61	1861	18.61	2370.7		
9	12	0.430	20.04	2004	20.04	2552.8		
10	24	0.460	21.47	2147	21.47	2735.03		

Quadro .23 Perfil de libertação in vitro da formulação optimizada SLN AP3

S.NO	Time (h)	Absorbance	Concentration (µg/ml)	Cumulative amount of drug permeated (µg/cm²)	Cumulative percentage of drug permeated	Cumulative amount of drug permeated Per cm²	Flux (µg/m² /h)	Pb x 10^{-4}
1	1	0.230	10.52	1052	10.52	1340	98.67	9.86
2	2	0.260	11.95	1195	11.95	1522.2		
3	3	0.280	12.90	1290	12.9	1643.3		
4	4	0.310	14.33	1433	14.33	1825.4		
5	5	0.330	15.28	1528	15.28	1946.4		
6	6	0.350	16.23	1623	16.23	2067.5		
7	8	0.390	18.14	1814	18.14	2310.8		
8	10	0.430	20.04	2004	20.04	2552		
9	12	0.470	21.95	2193	21.93	2793.6		
10	24	0.510	23.85	2385	23.85	3038.2		

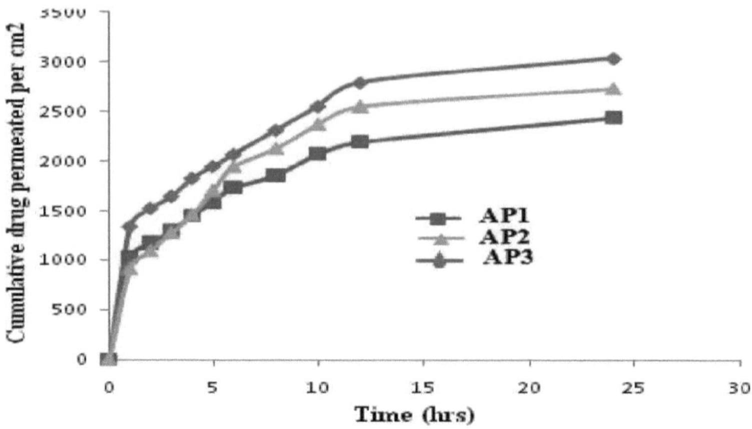

Figura 41: Comparação da permeabilidade vaginal das formulações de SLN AP1, AP2 e AP3.

Resultados e discussão

Os estudos de permeabilidade in vitro mostraram que a quantidade máxima de fármaco que penetrou na mucosa vaginal (ou seja, a percentagem cumulativa de penetração do fármaco) foi de 19,09%, 21,47% e 23,85% para AP1, AP2 e AP3, respetivamente, durante um período de 24 horas. Os dados acima indicam que a formulação maior (AP1) tem uma menor permeabilidade através da mucosa vaginal, o que é necessário para o tratamento tópico. Estudos anteriores (secções 7.1, 7.2 e 7.3) também mostraram que a formulação AP1 tem um tamanho de partícula de 224,40 nm, uma morfologia arredondada, um EE de 87,3% e um coeficiente mínimo de permeabilidade vaginal de 7,97. Trata-se, portanto, de uma formulação optimizada.

Este composto, AP1, foi submetido a uma série adicional de parâmetros de caraterização, incluindo o índice de cristalinidade por DSC e difractometria XRD.

7.4 Índice de cristalinidade de acordo com os dados DSC

A DSC é um instrumento utilizado para estudar a fusão e a recristalização de materiais como o SLN. A análise DSC foi efectuada utilizando um Perkin Elmer, Pyris 6 DSC, EUA. $^{-1}$Foi utilizada uma taxa de aquecimento de 10°C por minuto numa gama de 40-300°C. $^{-1)}$A análise foi realizada sob lavagem com azoto inerte (35 mL min). Aproximadamente 2-5 mg da amostra SLN foram colocados em recipientes de amostra de alumínio padrão e selados para análise. A Figura 42 mostra o termograma DSC correspondente da composição AP1.

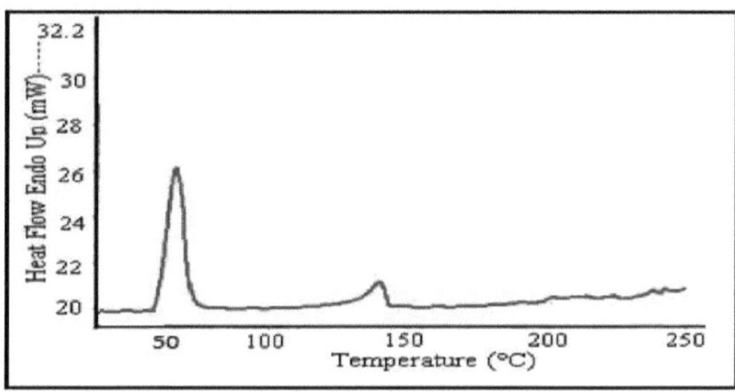

Figura 42: Termograma DSC da composição AP1

7.5 Difração de raios X (XRD)

O pó da amostra (AP1 liofilizado) foi colocado num suporte de amostras, seguido de um exame de raios X da ciclopirox-olamina utilizando um dispersor de raios X de grande ângulo (PW 3040/60 XPert PRO, Países Baixos, 2 theta 5-85°) a 40 KV,

current 30mA, λ 1.5405980 A°.

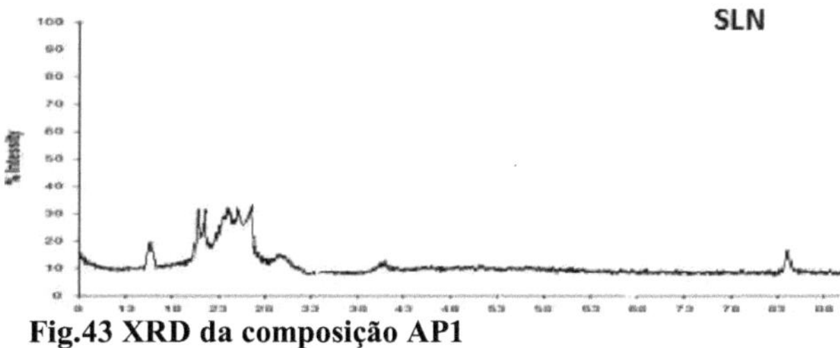

Fig.43 XRD da composição AP1

Resultados e discussão

O DSC da ciclopirox olamina pura (Figura 13) mostrou um único pico endotérmico a cerca de 148°C, enquanto o termograma da ciclopirox olamina incorporada com SLN (Figura 42) mostrou um pico endotérmico muito pequeno na região de 145°C. O pico endotérmico da ciclopirox olamina foi observado na região dos 145°C. Isto indica que a ciclopirox-lamina incorporada no SLN se encontrava num estado amorfo e não cristalino. É possível que o tensioativo tenha impedido a cristalização da ciclopirox-lamina durante a formação das nanopartículas. Outros grupos obtiveram resultados semelhantes **(Liu et al., 2005); (Venkateswarlu et al., 2004)**. Assumiu-se que a forma amorfa tem maior energia e solubilidade.

A DRX da ciclopiroxolamina mostrou a natureza cristalina do fármaco (Figura 14). No entanto, os picos caraterísticos da ciclopiroxolamina na preparação SLN (AP1), como se mostra na Figura 43, estão ausentes. 43 não estão presentes. Foram observados picos muito fracos, com uma intensidade máxima de 30% em comparação com o fármaco puro. Ficou assim claro que o SLN carregado com o fármaco era dominado por cristais menos ordenados. Além disso, o estado amorfo do fármaco também favoreceria uma maior carga de fármaco **(Westesen et al., 1997)**. Isto confirma que o nosso método de preparação (sonicação) e a presença de um agente tensioativo não permitiram a recristalização do fármaco.

Os resultados da análise DSC e de difração de raios X mostraram que o ciclopriox-almina incorporado no SLN estava na forma amorfa.

Com base nestes parâmetros de otimização, a formulação AP1 foi considerada a mais adequada, transformada numa formulação de gel SLN e enviada para otimização posterior.

CAPÍTULO 8

A fórmula sln-gel (sln-g) e a sua avaliação

8. PREPARAÇÃO E AVALIAÇÃO DE UM GEL DE NANOPARTÍCULAS LIPÍDICAS SÓLIDAS (SLN-G)

8.1 Formação optimizada de SLN num gel

Com base no tamanho das partículas, PDI, eficiência de contenção e estudos de permeabilidade in vitro, o SLN AP1 optimizado foi selecionado para a formulação de gel utilizando ácidos poliacrílicos como o Carbopol 934 e o Carbopol 940. Devido à sua hidrofilicidade, estes ácidos têm a capacidade de formar um gel a um pH ácido e de se ligarem à água na sua estrutura. Como mostra a Tabela 24, foram preparadas diferentes concentrações de Carbopol 934 e Carbopol 940. Uma mistura de Carbopol 934 e 940 a 1%, 1,5% e 2% foi agitada a 600 rpm até engrossar, sendo depois incubada durante várias horas num local escuro para desidratação. A mistura foi então neutralizada pela adição gota a gota de trietanolamina a 50% (p/p) até se obter um gel límpido. O pH final foi ajustado pela adição de algumas gotas de trietanolamina (pH 4,5) **(Zeljka et al., 2001)**. O SLN AP1 preparado foi adicionado à preparação do gel e agitado durante várias horas. Foi adicionado um conservante de cloreto de benzalcónio a 0,1%. As inclusões de ar foram removidas por centrifugação ou sonicação num banho.

Quadro 24: Otimização de diferentes concentrações de Carbopol 934 e Carbopol 940

S.No	Symbols	Type of carbopol	Inference
		Carbopol 934	
1	SLN-G_1	1%	Transparent and clear
2	SLN-G_2	1.5%	Transparent and clear
3	SLN-G_3	2%	Lumps formed
		Carbopol 940	

4	$SLN-G_4$	1%	Transparent and clear
5	$SLN-G_5$	1.5%	Transparent and clear
6	$SLN-G_6$	2%	Lumps formed

Conclusão

Foram efectuados testes preliminares de gelificação através da adição de determinadas quantidades de Carbopol e o resultado final foi avaliado por inspeção visual da formação de gel. As formulações SLN-G1, SLN-G2, SLN-G4 e SLN-G5 apresentaram formação de gel, enquanto as outras formulações não formaram um gel correspondente. O gel SLN foi formado com Carbopol 934 (SLN-G1 e SLN-G2) e Carbopol 940 (SLN-G4 e SLN-G5). Todas estas formulações foram objeto de uma caraterização mais aprofundada.

8.2 Caracterização e avaliação do gel

a) Aparência

Foram avaliadas as propriedades visuais, como a cor, o odor e a flexibilidade dos géis.

b) Valor do pH

O pH das diferentes formulações de gel foi determinado utilizando um medidor de pH digital.

c) Capacidade de revestimento

Foi determinado utilizando um dispositivo constituído por um bloco de madeira e uma lâmina de vidro. Colocou-se um peso de cerca de 100 g na taça e registou-se o tempo durante o qual a lâmina superior (móvel) se separou completamente da lâmina fixa **(Shivhare et al., 2009)**.

A distributividade foi então calculada através da seguinte fórmula

$$S = M.L / T$$

Onde

S = distribuibilidade

M = peso na corrediça superior

L = comprimento do carro

T = tempo necessário para separar completamente as lâminas uma da outra

d) Sequência

A consistência dos géis preparados foi medida deixando cair um cone ligado a uma haste, a uma distância fixa de 10 cm, no centro de uma placa de vidro cheia de gel. A profundidade de penetração do cone foi medida desde a superfície do gel até ao topo do cone no interior do gel. A distância percorrida pelo cone foi registada após 10 s **(Shivhare et al., 2009).**

e) Homogeneidade

A homogeneidade de todos os géis desenvolvidos foi verificada visualmente após a sua introdução no recipiente. Verificou-se o seu aspeto e a presença de agregados.

f) Conteúdo do medicamento

Uma quantidade (100 mg) do gel desenvolvido e comercializado foi tomada e dissolvida em 100 ml de tampão acetato pH 4,6. O balão volumétrico contendo a solução de gel foi agitado durante 2 horas num agitador mecânico para obter a solubilização completa do fármaco. Esta solução foi filtrada e determinada espectrofotometricamente a 300 nm, utilizando o tampão acetato (pH 4,6) como valor em branco.

Os valores dos parâmetros acima referidos são apresentados no quadro. 25

Tabela 25. Parâmetros de avaliação do gel SLN e do gel comercial

Batch	pH	spreadibility (g.cm/sec)	Consistency (60 sec)	Homogeneity	Drug content (%)
SLN-G_1	4.6	6.5	6mm	Good	99.90
SLN-G_2	4.6	5.9	6.5mm	Good	99.70
SLN-G_4	4.6	5.3	7mm	Good	99.75
SLN-G_5	4.6	5.1	7.3mm	Good	99.86
Marketed formulation (M.F)	4.6	6.0	10mm	Good	99.92

g) Análise do perfil de textura

Na utilização prática dos sistemas vaginais de administração de medicamentos, os medicamentos são removidos da cavidade vaginal por diversas variáveis, incluindo a força de adesão epitelial, as secreções vaginais, a contração do músculo liso, a gravidade e possivelmente outras. A fim de modelar estas variáveis e estudar os seus efeitos no desempenho dos géis bioadesivos em condições in vitro, a TPA foi utilizada para caraterizar

mecânica e geometricamente as formas de administração semi-sólidas em termos de elasticidade, adesividade, coesividade, trabalho de adesão e resistência do gel. A força bioadesiva e a extrusão da formulação também foram determinadas, uma vez que estas propriedades contribuem para a eficácia clínica final do gel bioadesivo.
Preparação da amostra: Os géis de Carbopol foram preparados a partir de dois polímeros sintéticos de ácido acrílico estruturalmente semelhantes, CP-940 e CP-934, de acordo com o método descrito. Além disso, o comportamento das preparações existentes no mercado foi comparado através da análise do perfil de textura.

Metodologia: Todas as formulações de gel foram colocadas em recipientes de vidro idênticos (altura: 40 mm, diâmetro: 55 mm) a uma altura de amostra fixa (30 mm), evitando a presença de bolhas de ar na amostra e assegurando que a superfície de ensaio era tão plana quanto possível para evitar o início prematuro do ensaio. A análise do perfil de textura foi efectuada com um analisador de textura TX-XT2 (Stable Micro System, Reino Unido) em modo de compressão. $^{-1-1}$A amostra foi comprimida com a sonda de análise (diâmetro: 10 mm) a uma velocidade de 1,5 mm s até uma distância de 25 mm, sendo depois retirada a força de compressão a uma velocidade de 2 mm s. A sonda de análise foi colocada numa câmara de ar. Todas as medições foram efectuadas e vários parâmetros mecânicos dos géis foram determinados a partir dos diagramas força/tempo obtidos, como se descreve a seguir:

rigidez/dureza: valor de pico ou força máxima com que a sonda é afastada do gelo no início da subida

Força coesiva: o trabalho de coesão, ou seja, o trabalho necessário para deformar a formulação do gel.

Aderência: o trabalho de aderência, ou seja, o trabalho necessário para vencer as forças de atração entre a superfície da amostra e a superfície da sonda.

Força de adesão: força negativa máxima que indica a aderência da amostra. Um diagrama força-tempo representativo que mostra a presença das fases caraterísticas acima mencionadas na formulação do gel é apresentado na Figura 46, e os resultados obtidos para diferentes parâmetros estão resumidos na Tabela 26.

Tab.26: Comparação dos dados da análise do perfil de textura e das propriedades bioadesivas de diferentes concentrações de Carbopol 934 e Carbopol 940 optimizados.

Batch No	Mechanical Properties				Bioadhesive Properties	
	Hardness/ Firmness(g)	Cohesiveness (g.s)	Force of adhesion(g)	Adhesiveness (g)	Maximum defromation force (MDF) (g)	Work of adhesion(g.s)
SLN-G1	1731	10312	1712	3316	29.04	312
SLN-G2	1630	9480	1436	3050	26.33	298
SLN-G4	1657	9670	1567	3102	28.9	304
SLN-G5	1503	8050	1220	2940	25.10	285
Marketed Formulation	1512	8135	1020	2750	23.82	273

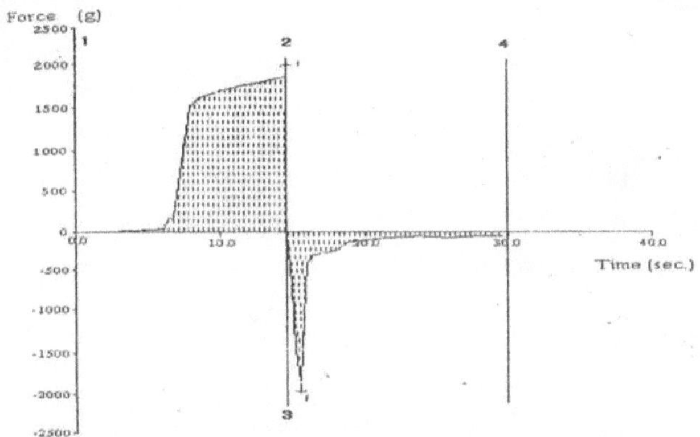

Figura 44: Diagrama força/tempo representativo para a análise de textura em gel (TPA)

Resultados e discussão

Os valores de pH de todas as formulações de gel desenvolvidas e do gel disponível no mercado eram de 4,6. Os valores de espalhabilidade indicam que o gel se espalha facilmente a baixo cisalhamento. A capacidade de espalhamento do gel comercial foi de 6,0 g cm/s, enquanto a do SLN-G1 foi de 6,5 g cm/s, indicando que o SLN-G1, que contém SLN, tem uma boa capacidade de espalhamento em comparação com o gel comercial. A consistência reflecte a capacidade de o gel fluir numa quantidade uniforme e desejável quando o tubo é comprimido. A consistência em relação à distância percorrida pelo cone foi de 6 mm, 6,5 mm, 7 mm e 7,3 mm para SLN-G1, SLN-G2, SLN-G4 e SLN-G5, em comparação com 10 mm para o gel comercial. A consistência é inversamente proporcional à distância percorrida pelo cone em queda **(Zeljka et al., 2001)**. Consequentemente, a consistência do SLN-G1 foi melhor do que a do gel comercial. Todos os géis desenvolvidos e comercializados apresentaram uma boa homogeneidade, sem formação de grumos. As formulações desenvolvidas eram muito mais limpas e claras do que o gel comercial.

A dureza/elasticidade do gel é a força necessária para obter um determinado alongamento. É medida utilizando o valor de pico da força máxima com que a sonda é afastada do gel no início da elevação. Quanto mais elevado for o valor, mais densa é a consistência e mais dura é a amostra. A dureza do SLN-G1 foi mais elevada (1731 g) do que a da fórmula comercialmente disponível (1512 g).

A coesividade é o trabalho de coesão, ou seja, o trabalho necessário para deformar o produto, e a adesividade é o trabalho de adesão, ou seja, o trabalho necessário para superar a força de atração que existe entre a superfície da amostra e a superfície da sonda com a qual a amostra está em contacto. A força coesiva e a força adesiva do SLN-G1 foram significativamente mais elevadas do que as do produto comercial, indicando a formação de ligações fortes e uma melhor bioadesão.

A força de aderência é a força negativa máxima utilizada como indicador da aderência de uma amostra. Quanto mais elevado for o valor negativo, mais pegajosa ou mais adesiva é a amostra. A comparação com a preparação comercial mostrou que a força de adesão era mais elevada para o gel SLN-G1 (1712 g) do que para a preparação comercial (1020 g).

A força do gel foi medida como a tensão inicial ou a força de compressão da sonda durante um determinado período de 0,5-1,5 s após a compressão inicial. A força do gel do SLN-G1 desenvolvido foi significativamente mais elevada do que a da preparação comercial, indicando uma maior resistência à compressão da sonda e às alterações da consistência do gel.

A força máxima de deformação (MDF) e o trabalho de adesão mostram valores mais elevados para a MDF e o trabalho de adesão do SLN-G1 em comparação com a formulação disponível no mercado, indicando uma retenção a longo prazo do gel vaginal.

Os resultados do ensaio mostraram que o SLN-G1 tinha melhor dureza, coesão, adesão e força do gel, indicando maior resistência à força de expulsão na região vaginal, ou seja, o gel seria retido por um período de tempo mais longo. A força máxima de ejeção e o trabalho de adesão do SLN-G1 também foram superiores aos de outros carbopolos e formulações comercializadas, indicando uma melhor bioadesão e uma maior retenção do gel vaginal no local de aplicação para um efeito terapêutico duradouro.

8.3 Estudo comparativo da permeabilidade de um gel optimizado (SLN G1) e de uma formulação comercial

A formulação SLN-G1 optimizada foi comparada com a formulação comercial com base no perfil de permeabilidade. Os resultados são apresentados nos quadros 27 e 28 e na figura 47.

Quadro.27 Perfil de libertação in vitro do produto comercializado

S.NO	Time (h)	Absorbance	Concentration (μg/ml)	Cumulative amount of drug permeated (μg/cm²)	Cumulative percentage of drug permeated	Cumulative amount of drug permeated Per cm²	Flux (μg/m²/h)	Pb x 10^{-3}
1	1	0.446	20.80	2080	20.80	2649.68	237.2	2.37
2	2	0.490	22.90	2290	22.90	2917.19		
3	3	0.560	26.23	2623	26.23	3341.40		
4	4	0.610	28.61	2861	28.61	3644.58		
5	5	0.687	32.28	3228	32.28	4112.10		
6	6	0.714	33.57	3357	33.57	4276.43		
7	8	0.816	38.42	3842	38.42	4894.26		
8	10	0.896	42.23	4223	42.23	5379.61		
9	12	0.950	44.80	4480	44.80	5707.01		
10	24	1.17	55.28	5528	55.28	7042.03		

S.NO	Time (h)	Absorbance	Concentration (μg/ml)	Cumulative amount of drug permeated (μg/cm²)	Cumulative percentage of drug permeated	Cumulative amount of drug permeated Per cm²	Flux (μg/m²/h)	Pb x 10^{-4}
1	1	0.153	6.85	685	6.85	872.6	78.74	7.87
2	2	0.194	8.80	880	8.80	1121.01		
3	3	0.226	10.33	1033	10.33	1315.9		
4	4	0.243	11.14	1114	11.14	1419.1		
5	5	0.268	12.33	1233	12.33	1570.7		
6	6	0.292	13.47	1347	13.47	1715.9		
7	8	0.310	14.33	1433	14.33	1915.47		
8	10	0.340	15.76	1576	15.76	2107.6		
9	12	0.374	17.38	1738	17.38	2214.01		
10	24	0.390	18.14	1814	18.14	2310.8		

Tab.28 Perfil de libertação in vitro da formulação optimizada SLN-G1

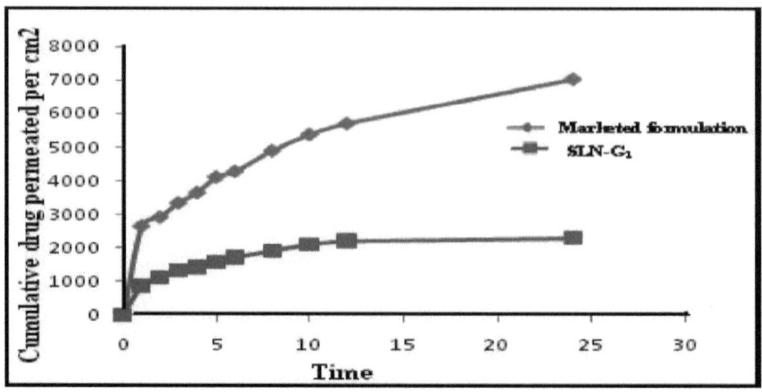

Figura .45: Comparação da permeabilidade vaginal da formulação comercializada e da formulação optimizada

Fórmula SLN-G1

Resultados e discussão

Comparando a libertação do ingrediente ativo do SLN-G1 e da formulação comercializada, verificou-se que a libertação de ciclopiroxolamina era mais duradoura no SLN-G1 do que na formulação comercializada. A percentagem de penetração da substância ativa foi de 18,14 e 55,28 respetivamente para o SLN-G1 e a formulação comercializada após 24 horas. A incorporação de SLN no gel reduziu a libertação do ingrediente ativo; isto pode dever-se à libertação retardada pela matriz polimérica do agente gelificante.

8.4 Estudos sobre a permeabilidade cutânea do SLN-G1 carregado com corantes

a) Fabrico de SLN-G1 carregado com corante

A SLN-G1 foi preparada por injeção de solvente durante a sonicação. A fase aquosa foi preparada dissolvendo o emulsionante (Tween 80) em água duplamente destilada. Devido às suas propriedades hidrofílicas, a rodamina B (0,001% p/v) foi dissolvida na fase aquosa. A fase orgânica foi preparada dissolvendo 50/13 gelucire em 2 ml de um solvente orgânico. A fase orgânica foi rapidamente incorporada na fase aquosa com rodamina B e sonicada com um sonicador durante um determinado período de tempo (40 ciclos: 3 segundos ligado e 3 segundos desligado). O composto SLN foi então incorporado num gel optimizado para produzir SLN-G1.

b) Microscopia de fluorescência

Para caraterizar a penetração do SLN-G1 carregado com corante no tecido vaginal. Foi colocado 1 grama da preparação numa célula dadora de difusão de Franz. Após exposições de 3, 6 e 12 horas, o tecido vaginal foi colhido e congelado a -20°C. Secções verticais de tecido vaginal foram submetidas a microscopia de luz convencional e microscopia de luz de fluorescência (ampliação de 20x, BZ-8000, Neuisenburg). A figura 48.a é uma imagem de tecido vaginal normal tratado com a preparação (controlo). Do mesmo modo, as figs. 47.b, c e d são pictogramas de tecido vaginal tratado com as preparações durante 3 horas, 6 horas e 12 horas, respetivamente.

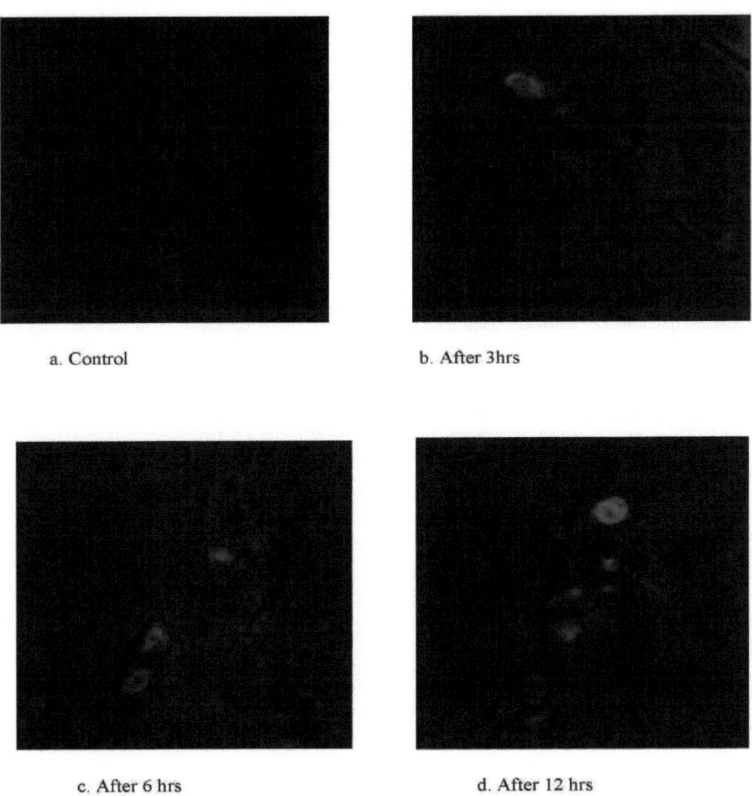

a. Control b. After 3hrs

c. After 6 hrs d. After 12 hrs

Fig 46. Skin permeation studies of dye loaded SLN-Gel

Resultados e discussão

A preparação comercial (controlo) não desencadeou fluorescência, uma vez que não continha qualquer material fluorescente. A mucosa vaginal tratada com SLN-G1 com corante foi examinada em diferentes intervalos de tempo: 3 horas, 6 horas e 12 horas. Após 3 horas, observou-se uma fluorescência clara, indicando uma retenção significativa do corante na pele. A amostra obtida após 6 horas continuou a apresentar uma fluorescência mais intensa do que a amostra obtida após 3 horas, indicando uma retenção em diferentes camadas do tecido vaginal. A intensidade da fluorescência foi ligeiramente mais elevada após 12 horas do que após 3 e 6 horas. Isto deve-se ao facto de o ingrediente ativo continuar a ser libertado lentamente e a eluir mais profundamente nas camadas vaginais durante este período, indicando uma maior concentração de ingrediente ativo, desejável para o tratamento tópico, com elevada retenção.

8.5 Estudos de estabilidade acelerada

A formulação final optimizada do SLN-G1 foi testada quanto à estabilidade a 40°C ± 2°C durante três semanas. As amostras foram analisadas conforme descrito anteriormente **(Shivhare et al., 2009)** para detetar quaisquer alterações no aspeto, no pH ou no conteúdo do ingrediente ativo (ver Quadro 29).

Tab.29 Estudo de estabilidade do gel SLN optimizado e da formulação de gel comercial

S.Nr.	Número do lote	Semanas	Aparência	PH	% Conteúdo do medicamento
1	SLN-G1	0	para esclarecer.	4.6	99.90
		1	Clair	4.6	99.86
		2	Clair	4.5	99.84
		3	Clair	4.5	99.83
2	No mercado Formulação	0	Clair	4.6	99.92
		1	Clair	4.6	99.87
		2	Clair	4.5	99.80
		3	claro	4.4	99.78

Resultados e discussão

A formulação optimizada do gel SLN-G1 não apresentou alterações visíveis no aspeto, no pH ou no teor do ingrediente ativo no estudo de estabilidade acelerada. O pH não se alterou significativamente e o teor do ingrediente ativo manteve-se em 99,83 durante três semanas. Os resultados do estudo com a formulação comercial foram comparáveis. Por conseguinte, pode concluir-se que o SLN-G1 permanece estável.

8.6 Exame histopatológico

Após o tratamento com o gel SLN-G1 optimizado, procedeu-se a um exame histopatológico do tecido vaginal para determinar eventuais reacções locais negativas. A preparação foi comparada com uma solução de ciclopirox-olamina, com um fluido vaginal simulado (como controlo) e com KCL 2 M, um irritante conhecido das mucosas. O tecido vaginal foi cortado em secções verticais finas e colocado em recipientes separados contendo quantidades suficientes de SLN-G1, solução de ciclopiroxolamina, KCL 2 M e fluido vaginal simulado SVF (como controlo). Permitiu-se que os tecidos entrassem em contacto com o gel supramencionado e foram colhidas amostras de fluido a intervalos predefinidos de 3 h, 8 h, 18 h e 24 h, que foram preservadas em solução de formalina a 10%. Em seguida, foram incluídas em parafina para fixação e coradas com hematoxilina e eosina. As amostras de tecido (SLN-G1) foram observadas num microscópio de luz (Motic, Japão) e comparadas com a amostra de controlo (SVF), a preparação e 2 M KCL, cujos pictogramas são apresentados na Figura 49 (A-P).

a) Utilização de KCL 2M

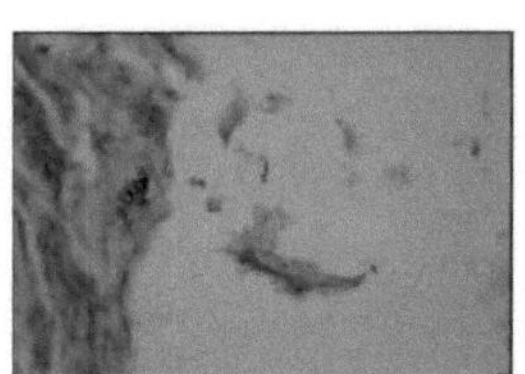

(A) 2M.KCL 3hours

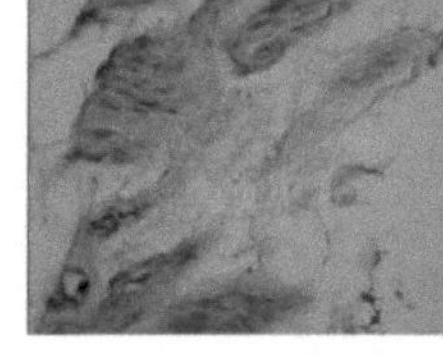

(B) 2 M.KCL 8hours

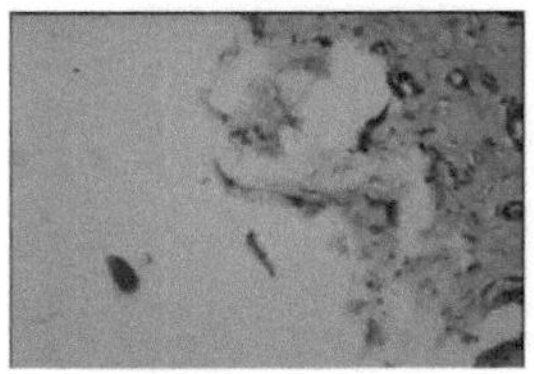

(C) 2 M.KCL 18hours

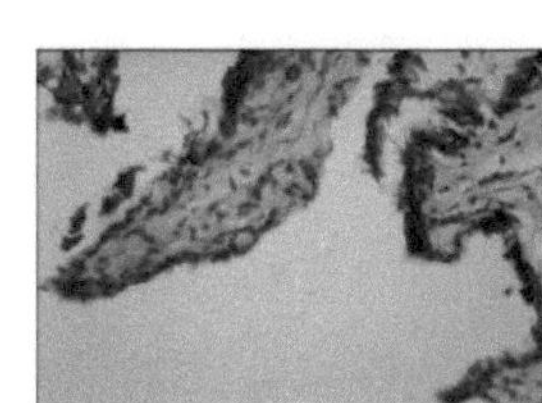

(D) 2 M.KCL 24hours

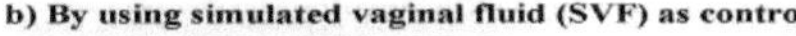

b) By using simulated vaginal fluid (SVF) as control

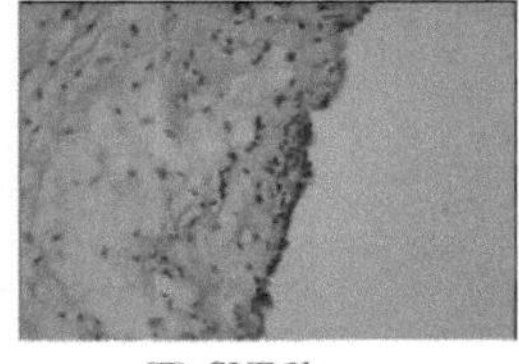

(E) SVF 3h

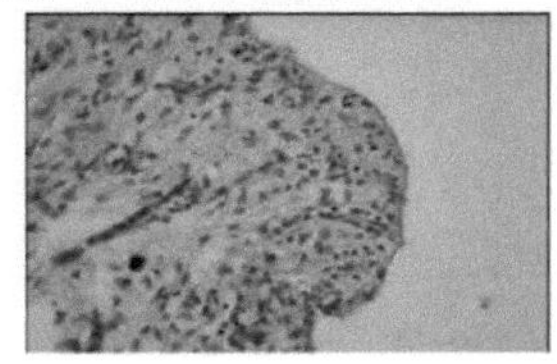

(F) SVF 8h

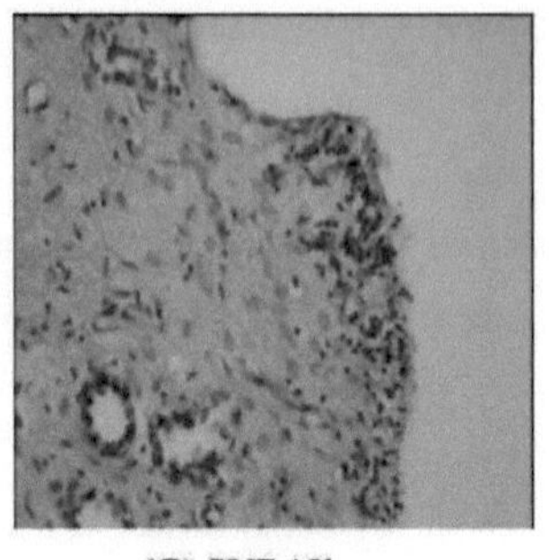

(G) SVF 18h

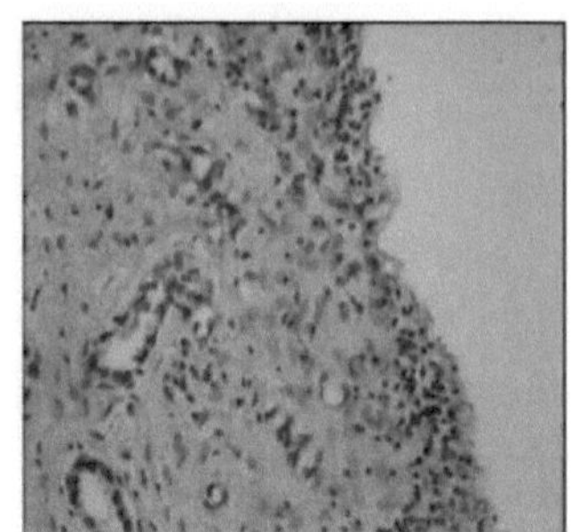

(H) SVF 24h

c) By using drug solution

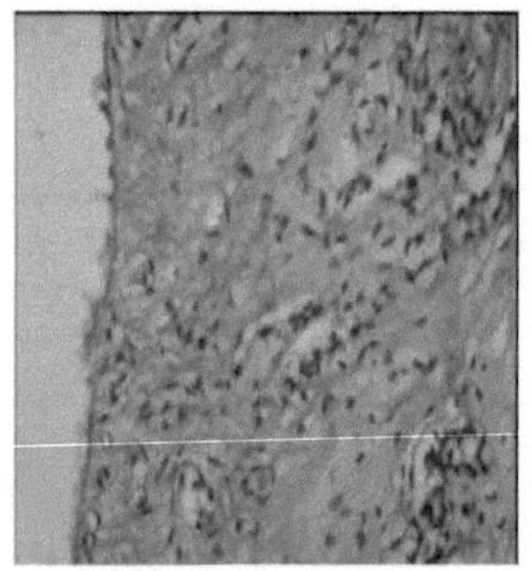

(I) Drug solution 3h

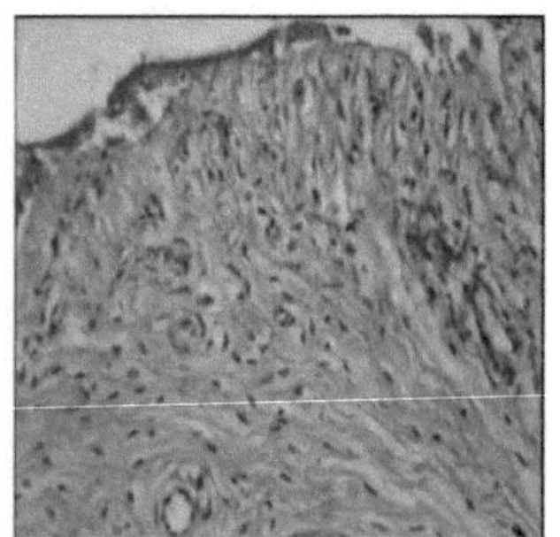

(J) drug solution 8h

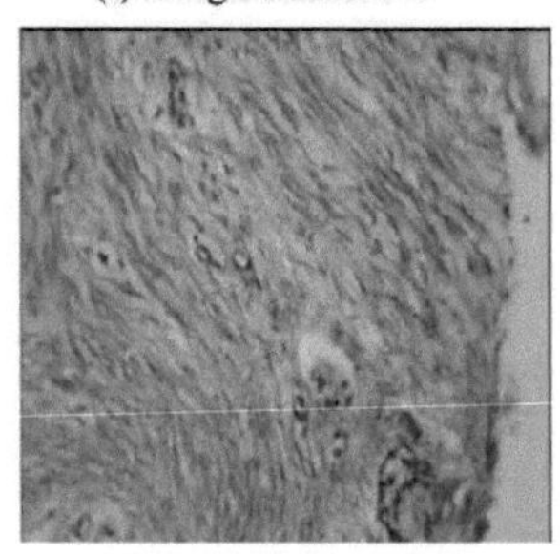

(k) drug solution 18h

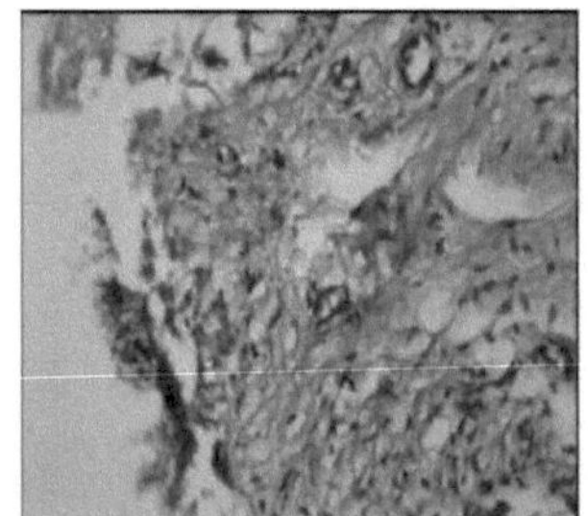

(l) drug solution 24h

d) By using SLN-G_1

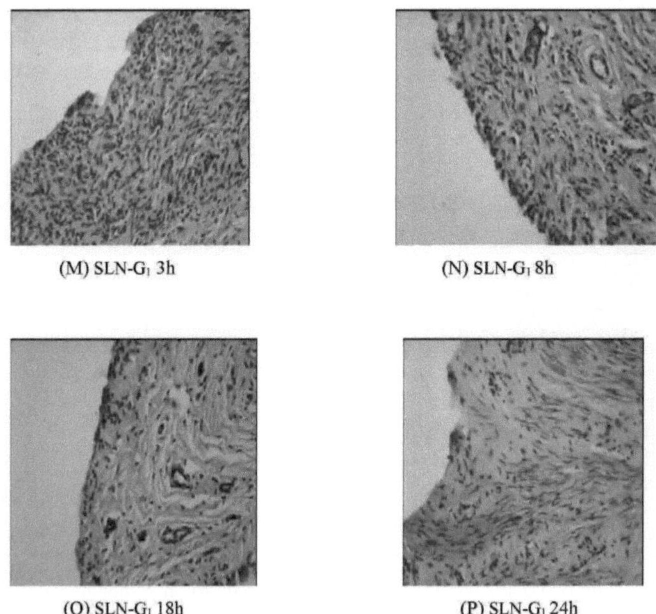

(M) SLN-G_1 3h (N) SLN-G_1 8h

(O) SLN-G_1 18h (P) SLN-G_1 24h

Fig. 47 (a-p): Histopathological studies of treated vaginal mucosa

Resultados e discussão

Foram realizados exames histopatológicos in vitro para avaliar os danos nos tecidos vaginais após a exposição ao SLN-G1, ao fluido vaginal estimulado (SVF) como controlo, ao KCL 2M e à solução do fármaco. Os tecidos foram tratados durante 3 h, 8 h, 18 h e 24 h, e os resultados foram comparados.

Todos os tecidos tratados com FVS não apresentaram alterações histopatológicas, nem lesões epiteliais, nem irritação (Fig. 48, E-H). A solução de fármaco causou irritação em todos os intervalos de tempo. As lesões epiteliais começaram após 8 horas.

que se tornaram ainda mais pronunciadas após 24 horas (Fig. 49. I-L). KCL 2M causou lesões completas em todos os tecidos (Fig. 48. A-D). O SLN-G1 não causou irritação ou perda epitelial em nenhum tecido (Fig. 48, M-O), indicando a segurança da formulação optimizada do SLN-G1.

8.7 *Estudo de bioadesão in vivo*

Embora a análise do perfil textural da formulação optimizada do SLN-G1 tenha revelado uma bioadesão adequada *in vitro*, seria prudente investigar o potencial de bioadesão do SLN-G1 num modelo animal. O *estudo de bioadesão in vivo* foi efectuado em ratos fêmeas. Previamente, 0,5 g de SLN-G1 (misturado com 0,4% de corante azul de Tripan) foi injetado na vagina com uma seringa de plástico de 2 ml (sem agulha). As ratas foram mortas 24 horas após a injeção, após o que se verificou a persistência da composição do gel bioadesivo no local da injeção e se avaliou visualmente a intensidade da coloração. O SVF, pH 4,5, foi utilizado como controlo.

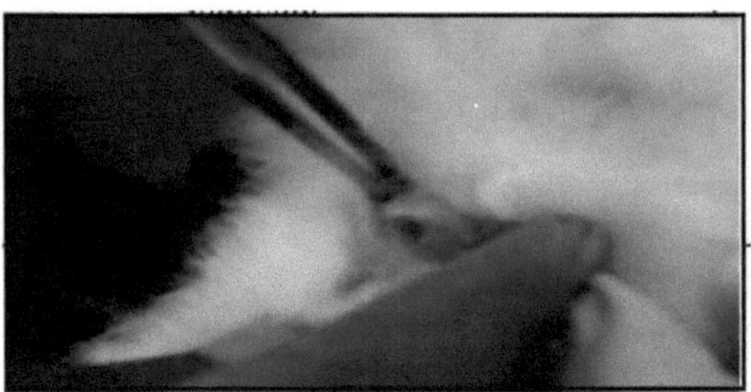

Figura 48: Administração vaginal de um gel bioadesivo a uma ratazana

Resultados e discussão

A composição SLN-G1, contendo 0,4% p/v de corante azul de tripan, foi injectada na vagina de ratos. As ratas foram sacrificadas 24 horas após a injeção e a persistência das formulações de gel bioadesivo no local da injeção foi visualizada pela intensidade da coloração. Vinte e quatro horas após a injeção, foi observada uma coloração azul intensa nos tecidos.

8.8 ***Estudo de toxicidade in vivo***

As experiências com animais foram realizadas com a autorização do Comité de Ética do Instituto de Experimentação Animal (Reg.-Nr. 173/ CPCSE 4, 28 de janeiro de 2000). Ratos fêmeas (um por grupo).

de 5) receberam 0,5 g de SLN-G1 e solução do fármaco uma vez por dia durante 14 dias por injeção na vagina com uma seringa de plástico de 2 ml (sem agulha). Antes da administração do SLN-G1 ou da solução do fármaco, os animais foram examinados para detetar sinais clínicos de irritação vaginal ou vulvar, corrimento vaginal ou hemorragia. No final do estudo, os ratos foram mortos em câmaras de descontaminação de éter dietílico sob anestesia por inalação. O tecido vaginal foi removido, fixado em formalina neutra tamponada a 10% e examinado macroscopicamente. As secções transversais da vagina foram coradas com hematoxilina e eosina e o grau de perda epitelial e de atrofia foi determinado por um patologista experiente. A Figura 51 ilustra o método de introdução do gel bioadesivo na vagina e a Figura 50 (a-b) mostra o efeito da solução do fármaco e do gel SLN no tecido vaginal.

Quadro 30: Grupos para ***estudos de toxicidade in vivo***

S. no	Groups	Number of Animals
1	SLN G_1	5
2	Drug solution	5

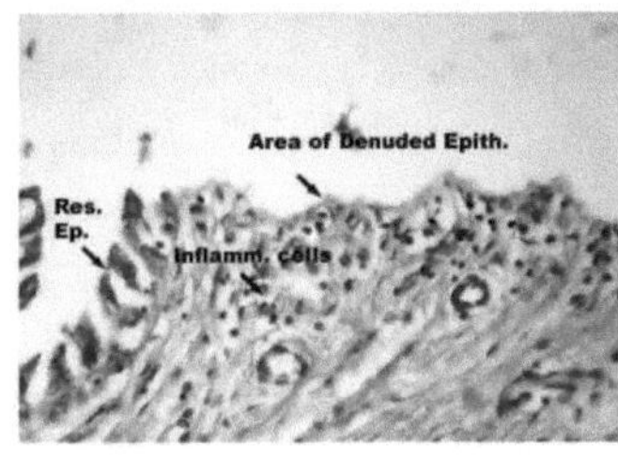

(A) Drug solution

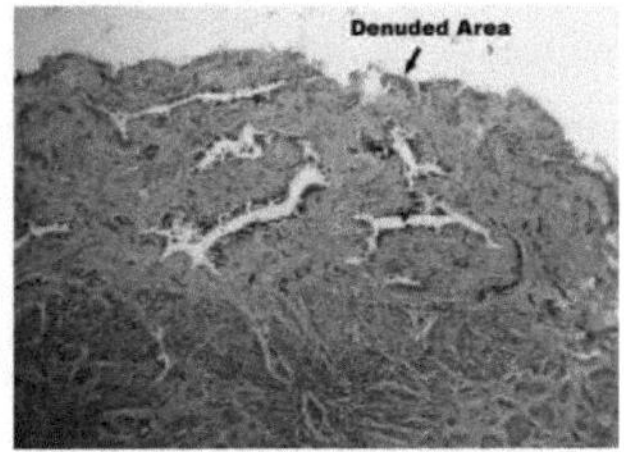

(B) SLN-Gel

Figura 49: Efeito da solução medicamentosa (A) e do gel SLN (B) no tecido vaginal

Resultados e discussão

Não foram observadas alterações significativas em nenhum dos grupos durante o período de tratamento de 14 dias com a aplicação vaginal do gel. Quando as ratas foram examinadas antes e depois da administração da formulação SLN-G1 e da solução da formulação durante 14 dias, não foram observados sinais de irritação vaginal ou vulvar, corrimento vaginal ou hemorragia em nenhuma das ratas. Estas *observações de toxicidade in vivo* indicam que a formulação SLN-G1 tem um efeito irritante e danos epiteliais muito baixos em comparação com a solução do antifúngico Ciclopirox Olmin.

Capítulo 9

Resumo e Conclusão

Resumo e conclusão

A candidíase vulvovaginal (CVV) é uma infeção causada pelo crescimento anormal de leveduras nas membranas mucosas do trato genital feminino. Os principais agentes patogénicos são *a Candida albicans* e *a Candida glabrata.* A Candida glabrata encontra-se profundamente no tecido vaginal, até 10 camadas de profundidade, o que explica a elevada taxa de insucesso dos tratamentos tópicos. Para resolver este problema, o antifúngico Ciclopirox Olmin foi formulado sob a forma de nanopartículas lipídicas sólidas que podem penetrar profundamente no tecido vaginal. Além disso, a substância ativa é libertada lentamente, de modo a que a vagina não seja imediatamente exposta à dose total da substância ativa, minimizando os seus potenciais efeitos tóxicos no epitélio vaginal. Embora esta formulação atrase a libertação do ingrediente ativo no alvo, este acaba por ser evacuado da vagina pela secreção contínua de fluido. Para ultrapassar este problema, uma nanopartícula lipídica sólida foi incorporada num gel mucoadesivo que prolonga o tempo de permanência do fármaco nos tecidos vaginais.

A escolha do agente antifúngico também desempenha um papel muito importante. O ciclopirox olamina foi escolhido pelas suas propriedades únicas em comparação com outros antifúngicos. Tem uma atividade muito forte contra a maioria das *espécies de Candida*, particularmente Candida *albicans* e *Candida glabrata, e* actua também contra bactérias gram-ve e gram+. É absorvido através da pele e das paredes vaginais e apenas cerca de 2-6% atinge a circulação sistémica, o que constitui uma vantagem para a ação tópica. Tem também um efeito anti-inflamatório, inibindo a formação dos mediadores inflamatórios 5-lipooxigenase e ciclo-oxigenase.

Finalmente, tem um espetro de ação equilibrado, inibindo todas as estirpes de leveduras e bolores dentro de um intervalo de concentração estreito.

O objetivo deste projeto foi desenvolver um sistema de gel termodinamicamente estável de nanopartículas lipídicas sólidas para a libertação controlada de ciclopirox-olamina utilizando excipientes adequados. Com base nas propriedades físicas e nos testes de identificação do fármaco, foi estabelecido que a amostra do fármaco era autêntica, pura e padronizada. Os métodos analíticos para a amostra do medicamento foram efectuados *para os estudos in vitro* utilizando o método espetrofotométrico. Utilizando o método espetrofotométrico, foram estabelecidas diferentes curvas de calibração em diferentes solventes. Foram efectuados estudos preparatórios para determinar a solubilidade, a estabilidade e o coeficiente de distribuição do fármaco, a fim de determinar a adequação do fármaco para incorporação no sistema de administração tópica.

Ao formular nanopartículas lipídicas sólidas, a solubilidade do fármaco no lípido é muito importante, uma vez que determina a capacidade de carga e a capacidade de inclusão do fármaco no lípido. Os resultados mostraram que a solubilidade máxima do fármaco foi observada no Gelucire 50/13, que também actuou como co-surfactante. Também foram realizados estudos de solubilidade do fármaco com tensioactivos, tendo sido obtida a solubilidade máxima em Tween 80; o diclorometano apresentou a solubilidade mais elevada como solvente. No presente estudo, os SLN foram preparados por injeção de solvente e sonicação utilizando uma sonda. Foram preparados SLNs de diferentes tamanhos (<150 nm, 150-200 nm, 200-250 nm) a fim de estudar a dependência do tamanho dos SLNs em relação à concentração de lípidos, à concentração de surfactante e ao tempo de sonicação. O esquema Box-Behnken foi escolhido para otimização, uma vez que requer menos combinações de tratamento nos casos de três e quatro factores. O esquema de Box-Behnken também é rotativo e contém um "ângulo em falta" estatístico que pode ser útil quando o experimentador está a tentar evitar valores extremos dos factores combinados. Os SLNs optimizados carregados com fármacos (AP1, AP2 e AP3) foram examinados quanto à dimensão das partículas, morfologia (TEM e SEM), eficiência de contenção e permeabilidade in vitro através do tecido vaginal de cabra. As imagens mostraram que os SLNs eram quase esféricos. *Os dados de permeabilidade in vitro* indicaram que o fármaco maior (AP1), de 222 nm, tinha uma menor permeabilidade através da mucosa vaginal, o que é necessário para o tratamento tópico.

O estudo da eficiência de captura mostrou que, das formulações optimizadas (AP1, AP2 e AP3), a AP1 teve uma eficiência de captura máxima de 87,3%. A formulação (AP1) foi, por conseguinte, considerada optimizada e foi submetida a análises de DSC e de difração de raios X. A análise DSC e de difração de raios X da formulação mostrou que o fármaco contido no SLN se encontra num estado amorfo. Como resultado, a AP1 foi selecionada para inclusão num gel mucoadesivo para estudos posteriores.

A formulação optimizada de SLN, com o nome de código AP1, foi então incorporada num polímero mucoadesivo. O gel, que continha Carbopol 934 (1%, 1,5%) e Carbopol 940 (1,%, 1,5%), produziu diferentes composições de SLN-G1, SLN-G2, SLN-G4, SLN-G5. O SLN-G1 foi avaliado e caracterizado de acordo com vários parâmetros, como o pH, a capacidade de espalhamento, a consistência, a homogeneidade e o teor de substância ativa. Os géis optimizados tinham um pH fisiologicamente ótimo para a cúpula vaginal, que é prejudicial para os agentes patogénicos comuns, como *Candidia albican* e *Candidia glabrata.* Uma vez que um pH de cerca de 4,5 é ótimo para o ambiente vaginal, este pH também ajuda a eliminar a irritação, a comichão e outros desconfortos que ocorrem com infecções agudas. A análise do perfil de textura revelou um bom desempenho do SLN-G1 em termos de consistência, coesão, adesão e suavidade em comparação com as formulações existentes no mercado. Foi efectuada uma *comparação in vitro do* perfil de libertação do SLN-G1 e do medicamento comercializado. Comparando a libertação do ingrediente ativo do SLN-G1 e da formulação comercializada, verificou-se que a libertação da ciclopiroxolamina era mais longa no SLN-G1. A percentagem de penetração do ingrediente ativo foi de 18,14 e 55,28, respetivamente, para o SLN-G1 e a formulação comercializada após 24 horas. A incorporação do SLN no gel retardou a libertação do ingrediente ativo; isto pode dever-se ao efeito retardador da matriz polimérica do agente gelificante. A mucosa vaginal tratada com SLN-G1 e o corante foi examinada em diferentes intervalos de tempo: 3 horas, 6 horas e 12 horas. A intensidade da fluorescência foi ligeiramente mais elevada após 12 horas do que após 3 e 6 horas, indicando que o ingrediente ativo permaneceu no tecido vaginal durante um período de tempo mais longo. A quantidade de ingrediente ativo foi libertada lentamente e eluiu mais profundamente na camada vaginal, indicando uma maior concentração de ingrediente ativo, o que é desejável para o tratamento tópico.

Foi efectuado um estudo de estabilidade acelerado para o SLN-G1 e para a formulação comercial. Durante o estudo de estabilidade, o aspeto era límpido e não foram observadas alterações significativas do pH. Com base nos resultados dos estudos de estabilidade acelerada, a formulação estável do SLN-G1 foi considerada estável.

Foram realizados *exames* histopatológicos *in vitro* na mucosa vaginal utilizando SLN-G1, 2M KCL, solução medicamentosa e fluido vaginal estimulado (SVF como controlo). Os resultados mostraram que o SLN-G1 não causou irritação dos tecidos ou perda epitelial e indicaram que o SLN-G1 era seguro.

O estudo de bioadesão in vivo mostrou a persistência a longo prazo do gel bioadesivo após injeção na cavidade vaginal de ratos. Mostrou uma elevada intensidade de coloração azul, mesmo 24 horas após a aplicação do gel de coloração.

Por fim, foi efectuado um *estudo de toxicidade in vivo*. Os resultados mostraram que não foram observadas alterações significativas em nenhum dos grupos durante o período de tratamento de 14 dias com a aplicação vaginal do gel. O exame dos ratos antes e depois da administração do SLN-G1 e da solução medicamentosa durante 14 dias não revelou qualquer indício de irritação vaginal ou vulvar, corrimento vaginal ou hemorragia em qualquer rato. Estas *observações de toxicidade in vivo* indicaram que a formulação SLN-G1 teve um efeito irritante muito baixo em comparação com a solução do medicamento antifúngico Cyclopyrox-Olamine e não induziu perda epitelial.

Em poucas palavras,
Um sistema putativo de administração intravaginal de fármacos, constituído por nanopartículas lipídicas sólidas numa base de gel mucoadesivo, poderia ser uma ferramenta terapêutica eficaz para o tratamento da VVC. O tamanho nanométrico do fármaco melhora a sua penetração nas camadas profundas do tecido vaginal, possibilitando o ataque às hifas de Candida e tornando o fármaco mais eficaz e reduzindo os efeitos secundários.

Literatura

Abhay M, Verma e Palani S. Desenvolvimento e avaliação in vitro de um gel lipossómico de ciclopirox-lamina. Revista Internacional de Farmácia e Ciências da Vida (2010); 1: (2) pp. 2-5.

Alexander NJ, Baker E, Kaptein M, Karck U, Miller L, Zampoglione E. Porquê considerar a administração de medicamentos por via vaginal. Journal of Fertility and Sterility (2004); 82: pp. 1-12.

Almeida AJ e Soto E. Nanopartículas lipídicas sólidas como sistema de administração de peptídeos e proteínas. Advantage Drug Delivery Review (2007); 59: pp. 478-490.

Aly R, Maibach HI, Bagatell FK, Dittmar W, Hanel H, Falanga V, Leyden JJ, Roth HL, Stoughton RB e Willis I. Ciclopirox-Olamin-Lotion 1%: Bioequivalência de ciclopirox e olamine 1% creme e eficácia clínica em tinea pedis. Revue de thérapeutique clinique (1989) ; 11 (3) : p. 290-303.

Baloglu Z, Ozyazizi M, Hizarcioglu SY, Karavana HA. Estudo in vitro de formulações bioadesivas vaginais: propriedades bioadesivas e estado de inchaço de misturas de polímeros. IL Farmaco Review (2003); 58: pp. 391.

Belliardo F, Bertolino A, Brandolo G e Lucarelli C. Um método cromatográfico microfluídico para a determinação de ciclopiroxolamina após derivatização pré-coluna em preparações para aplicação tópica. Journal of Chromatography (1991); 553 (2): pp. 41-5.

Bijl PV, Eyk AD. Comparative in vitro permeability of human vaginal, small intestinal and colonic mucosa. International Pharmaceutical Journal (2003); 261: pp. 147-52.

Bilensoy E, Ruf MA, Vural E, Sen M, Hinkal AA. Gel vaginal de libertação sustentada mucoadesivo sensível ao calor para o complexo clotrimazol^-

ciclodextrina. Pharm SciTech (2006) 7(2) : pp.1-3.

Bunjes H, Westesen K e Koch MHJ. Tendência de cristalização e transições polimórficas em nanopartículas de triglicéridos. International Pharmaceutical Journal (1996); 129: pp. 159-173.

Burgos MH, Vargas-Linares RD. Ultrastructure of the vaginal mucosa, In: Human reproductive medicine: the human vagina, North Holland Publishing, New York, (1978); 14: pp. 63-93.

Burnett BP e Mitchell SM. Atividade antimicrobiana do iodoquinol 1% gel de acetato de hidrocortisona 2% contra a ciclopiroxolamina e o clotrimazol. drug information portal (2008) ; 82 (4) : pp. 273-80.

Calderon RA. Candida e candidíase. Med Mycol **(2002)**; 40: pp. 359-67.

Chang JY, Oh YK, Choi HG, Kim YB e Kim CK. Efeito antifúngico a longo prazo de géis mucoadesivos sensíveis ao calor contendo clotrimazol na vaginite. International Pharmaceutical Journal (2002); 82: pp. 39-50.

Clement PM, Hanauske-Abel HM, Wolff EC, Kleinman HK e Park MH. O anifúngico ciclopirox olamina inibe a hidroxilação da desoxi-hipusina e da pralina, o crescimento das células endoteliais e a angiogénese *in vitro*. International Journal of Cancer (2002); 100: pp. 491-498.

Desfande A, Rhodes CT, Danish M. Intravaginal drug delivery. Journal of drug development and industrial pharmacy (1992); 18: pp. 1225-1279.

Dhara B e Jaywadan K. Liposomal delivery of metronidazole for topical treatment of vaginitis. Revista internacional de ciências farmacêuticas e nanotecnologia (2009); 2 (1): pp. 15-26.

Edsman K. e Hagerstrom H. Pharmaceutical application of mucoadhesion for neoral pathways (Aplicação farmacêutica da mucoadesão para vias neorais). Revue de pharmacie et de pharmacologie (2005); 57: pp. 3-22.

Eldem T, Speiser P e Hincal A. Otimização de microgrânulos lipídicos secos por pulverização e comprimidos e caraterização da sua morfologia de superfície por microscopia eletrónica de varrimento. Pharmazeutische Forschung (1991); 8: pp. 47-54.

El-Kamel A., Sokar M., Naggar V., Gamal S. Comprimidos vaginais bioadesivos à base de quitosano e alginato de sódio. Associação Americana de Cientistas Farmacêuticos (2002); 4 (4): p. 2-5.

Fessi H, Puisieux F, Ammoury N e Benita S. Formação de nanocápsulas por deposição de polímero na interface após deslocação do solvente. Revue Internationale de Pharmacie (1989); 55: pp. 1-4.

Galal S, El Massik MA, Abdallah OY e Daabis NA. Drug Delevery and Industrial Pharmacy (2004); 30 (8): pp. 817-29.

Gallup RR, Jain SC e Varshney M. Water-in-oil microemulsion as a penetration enhancer for transdermal delivery of 5-fluorouracil Colloids and Surfaces B. Journal of Biointerfaces (2005) ; 41(1) : pp. 25-32.

Girhepunje K, Pal R, Behera A, Husen M e Thirumoorthy N. Administração transdérmica de ciclopirox olamina através de um transportador lipossómico. Journal of Pharmacy Research (2010); 3 (12): pp. 2898-2900.

Girhepunje K, Pal R, Gevariya H, Behera A e Thirumoorthy N. Um novo transportador vesicular para uma melhor aplicação dérmica de Ciclopirox Olamine. Pharmacia Letter (2010); 2 (1): pp. 360-367.

Govender S., Pillai V., Chetty D. J., Essak S. Y., Dangor K. M. e Govender T. Otimização e caraterização de microesferas bioadesivas de libertação controlada de tetraciclina. International Pharmaceutical Journal (2005); 306: p. 24-40.

Graaff VD. thHuman Anatomy, Mc Graw-Hill Education (2001); 6ª edição: pp. 736-37.

Green JT, Evans BK, Rhodes J, Thomas GA, Ranshaw C, Feyerabend C e Russell MA. Oral nicotine release and absorption in the large intestine: evolution and pharmacokinetics. British-Journal-Clinical- Pharmacology; (1999); 48 (4): pp. 485-

Henzl MR. Administração vaginal de butoconazol SR a 2% para o tratamento da candidíase vulvovaginal. New England Journal of Medicine (2005); 3 : p. 227.

Hu FQ, Yuan H, Zhang HH e Fang M. Preparação de nanopartículas lipídicas sólidas com propionato de clobetasol utilizando um novo método de difusão de solventes num sistema aquoso e caraterização físico-química. International Pharmaceutical Journal (2002); 239: pp. 121-128.

Hwang S, Owada E, Suharja L, Ho NFH, Flynn GL e Higuchi WI. A systems approach to vaginal drug delivery: A technique for determining membrane surface pH. Zeitschrift für pharmazeutische Wissenschaft (1977); 66: pp. 778-81.

Ibrahim F. e El-Enany N. Determinação polarográfica de ciclopirox olamina na substância pura e em várias preparações farmacêuticas. Farmaco Journal (2003); 58 (12): pp. 1313-8.

Iwata K e Yamaguchi H. Estudos sobre o mecanismo do efeito antifúngico da cicloprioxolamina/inibição do transporte transmembranar de aminoácidos, K e fosfato em células de Candida albicans. Zeitschrift für Arzneimittel-Forschung (1981); 31: pp. 1323-1327.

Jenning B, Koring MS e Gohla S. Nanopartículas lipídicas sólidas contendo vitamina A para aplicação tópica: caraterísticas da libertação da substância ativa. Journal of Controlled Release (2000); 66: pp. 115-19.

Jenning W e Gohla S. Encapsulamento de retionoides em nanopartículas lipídicas sólidas. Journal of Microencapsulation (2001); 18 (2): pp.149-158.

Jores K, Mechner W, Drechsler M, Bunjes H, Johan K e Mader K. Investigação da estrutura de nanopartículas lipídicas sólidas e nanopartículas lipídicas sólidas carregadas com óleo por espetroscopia de correlação de fotões, fracionamento de fluxo de arquivo e microscopia eletrónica de transmissão. Journal of controlled release (2004); 95: p. 217-227.

Justin M, Damian F, Kinget R e Muter GWD. Intravaginal gels as drug delivery systems. Journal of Women's Health (2004); 13: p. 834-44.

Kailasam P, Jamunadevi V e Kaur G. Formulação e avaliação de um comprimido vaginal de metronidazol mucoadesivo de dose única. Jornal Internacional e Investigação em Ciências Farmacêuticas (2010); 1: pp. 308-312.

Karasulu HY, Hilmioglu S, Metin DY e Guneri T. Efficacy of a new ketoconazole-based bioadhesive vaginal tablet on Candida albicans. Farmaco (2004); 59 (2): pp. 163-67.

Karimunnisa S, Shaikh, Atmaram P e Pawar. A administração lipossómica melhora a disponibilidade cutânea do ciclopirox de olamina. Revista Latino-Americana de Farmácia (2010); (5): pp. 763-70.

Karimunnis S. Shaikh e Atmaram P. Liposomal delivery enhances cutaneous availability of cyclopyrox olamine. Revista Latino-Americana de Farmácia (2010); 29 (5): 763-70.

Katz DF e Dunmire EN. Cervical mucus: challenges and opportunities for vaginal and cervical drug delivery. Advantage Drug Delivery Review (1992); 11: pp. 385-01.

Kreuter J. Influence of surface properties on nanoparticle-mediated drug transport to the brain (Influência das propriedades da superfície no transporte de medicamentos para o cérebro mediado por nanopartículas). Journal of nanoscience and nanotechnology (2004); 4: pp. 484-488.

Kumar, V.V., Chandrasekar, D., Ramakrishna, S., Kishan, V., Rao, Y.M. e Diwan, P.V. Desenvolvimento e avaliação de nanopartículas lipídicas sólidas com nitrendipina: efeito dos lípidos e glicéridos na farmacocinética plasmática. International Pharmaceutical Journal (2007); 335: pp. 167-175.

Kuna M. and Rabiskova M. Mucoadhesive tablets for oral administration of cyclopyrox olamine. Jornal Checo da Agricultura (2007); 56 (5): p. 243-8.

Leem SH, Park IE, Kim IS, Chae JY, Sugino A e Sunwoo Y. Possível mecanismo de ação da ciclopirox-olamina na levedura Saccharomyces cerevisiae. Journal of Molecules and Cells (2003); 15: pp. 55-61.

Lippacher A., Miller R.H. e Mader K. Investigation of viscoelastic properties of lipid-based colloidal drug carriers. Revue internationale de pharmacie (2000); 196: p. 227-230.

Liu M, Dang J, Yang, Yang X e Xu H. Caracterização e libertação de nanopartículas de ácido poli(d,l-lático) carregadas com triptolida. European Journal of Polymers (2005); 41: pp. 375-382.

Macht D. I. Absorção de drogas e venenos através da vagina. Journal de pathologie pharmacologique (1918); 10: pp. 509-22.

Malgiani V, Conti S, Cassone A, Bernardis F e Polonelli L. New immunotherapeutic strategies for the control of vaginal candidiasis. Trends in Molecular Medicine (2002); 8 (3): pp. 121-126.

Mandawgade SD e Patravalel VB. Desenvolvimento de SLNs a partir de lípidos naturais: Aplicação para administração tópica de tretinoína. International Pharmaceutical Journal (2008); 363: pp. 132-138.

Marrazo H. Candidíase vulvovaginal. British Medical Journal (2003); 326 (7397): p. 993-94.

Mehnert W e Mader K. Solid lipid nanoparticles: Production, characterisation and applications. Advance Drug Delivery Reviews (2001); 47: pp. 165-196.

Muller R.H., Mechner W., Lax J.S., Schwarz K., Zur Moulin A., Vweichers H. e Fritas K. Solid lipid nanoparticles - an alternative colloidal carrier system for controlled drug delivery, European Journal of Pharmacy and Biopharmaceutics (2000) ; 41 : pp. 62-69.

Müller R. H., Mader K. e Gohla V. Solid lipid nanoparticles for controlled drug delivery - a state-of-the-art view. European Journal of Pharmacy and Biopharmacy (2000); 50: pp. 161-177.

Nabhan A. Candidíase vulvovaginal. Ain Shams Journal of Obstetrics and Gynecology (2006); 3: pp. 73-77.

Nair, R., Sevukarajan, M., Badivaddin, Mohammed e Kumar, J. Formulação de gel vaginal à base de microemulsão - avaliação in *vitro* e in vivo. La Lettre de Pharmacia (2010) ; 2 (6) : p. 99-105.

Nair R, Sevukarajan M, Mohammed e Kumar J. Formulação de gel vaginal à base de microemulsão - avaliação in vitro e in vivo. La Lettre de Pharmacia (2010) ; 2 (6) : p. 99-105.

Niewerth M, Schaller M, Korting HC e Hube B. Modo de ação da ciclopiroxolamina na Candida albicans. Revue des mycoses (2002); 45: pp. 6368.

Ning M, Guo Y, Pan H, Chen X e Gu Z. Desenvolvimento de uma forma de dosagem mucoadesiva para administração vaginal. Drug Dev. Pharmacie industrielle (2005); 31: pp. 1705-11.

Nurzalina K e Duncan KM. Effect of drug delivery on the structure and release properties of solid dispersions in lipid matrices. Journal of Controlled Release, (2003); 93 (3): pp. 355-68.

Nyirjesy P, Sobel J. Candidíase vulvovaginal. Obstet Gynecological Clinical North American (2003); 30 (4): pp. 671-84.

Passerini N, Perissuti B e Moneghini M. Characterisation of carbamazepine-gelucire 50/13 microparticles prepared by ultrasound-assisted spray-congestion method. Zeitschrift für pharmazeutische Wissenschaft (2002) ; 91 (3) : pp. 699-707.

Pavelic Z , Basnet NS e Jalsenjak I. Gel lipossómico contendo cloranfenicol. Caracterização e *libertação in vitro*. Ata Pharmaceutica Zagreb Croácia (2004) ; 54 (4) : pp. 319-330.

Pavelić Z., Kalko N.S. e Schubert R. Liposomal gels for vaginal drug delivery. International Pharmaceutical Journal (2001) 219: pp. 139-149.

Pavelic Z, Skalko BN e Schuber R. Liposomal gels for vaginal drug delivery. Revue internationale de pharmacie (2001); 219: pp. 139-149.

Platzner W., Poyzel S., Hafez E. S. Functional anatomy of the human vagina (Anatomia funcional da vagina humana). In: Human Reproductive Medicine: The Human Vagina, North Holland Publishing, New York (1978) pp. 39-54.

Ponjanyakakul T., Medlicott N. J. e Tucker I. G. Molten glyceryl palmitostearate (GPS) granules for protein delivery. International Pharmaceutical Journal (2004); 271 (2): pp. 53-62.

Richardson JL e Illum L. The vaginal delivery route for peptide and protein drugs. Advantage Drug Delivery Review (1992); 8: pp. 341-44.

Sawant KK e Dodia SS. Últimos avanços e patentes sobre nanopartículas de lípidos sólidos. Recent Pat Drug Delivery Formul (2008); 2: pp. 120-135.

Shah AK, Date AA, Joshi MD e Patrabale VA. Nanopartículas lipídicas sólidas de tretinoína: potencial para administração tópica. International Journal of Pharamceuticals (2007); 345: pp. 163-171.

Shah AK, Date AA, Joshi MD e Patrawale VA. Tretinoína em nanopartículas lipídicas sólidas (SLNs): potencial para administração tópica. International Pharmaceutical Journal (2007); 345: pp. 163-171.

Shankar NB, Kumar RP, Kumar NU e Brata BB. Desenvolvimento e caraterização de gel bioadesivo microencapsulado de metronidazol para uso vaginal. Revista iraniana de investigação farmacêutica (2010); 9 (3): pp. 209-219.

Shivhare U, Jain K, Mathur V, Bhusari K e Roy R. Formulation development and evaluation of diclofenac sodium gel using water-soluble polyacrylamide polymer. Digest Journal of Nanomaterials and Biostructures (2009); 4 (2): pp. 285 -290.

Simões JA, Bahamondes LG, Camargo RPS, Alves VMN, Zaneveld LJD, Waller DP, Schwartz J, Callahan MM e Mauck CK. Um estudo clínico piloto comparando um produto de substituição de ácido (ACIDFORM gel) com metronidazol gel para o tratamento de vaginose bacteriana sintomática. British Journal of Clinical Pharmacology (2006); 6: p. 211-16.

Sobel J, Faro S e Fors R. Candidíase vulvovaginal: aspectos epidemiológicos, diagnósticos e terapêuticos. American Journal of Obstetrics and Gynaecology (1998); 178 (2): p. 203-11.

Song Y, Wang Y, Thakur R, Meidan VM e Michniak B. Mucosal drug delivery: membranes, methodologies and applications. Critical Review in Therapeutic Drug Carrier System (2004); 21: pp. 195-56.

Sukharev A. Estabilidade dos excipientes lipídicos em nanopartículas lipídicas sólidas. Advanced Drug Delivery Review (2007); 59: pp. 411-418.

Sullivan CO e Birkinshaw C. Degradação *in vitro* de nanopartículas de poli(n-butilcianoacrilato) carregadas com insulina. Journal of Biomaterials (2004); 25: pp. 4375-4382.

Tarawneh RT, Hamdan IL, Jaber A, e Darwish, RM. Estudos físico-químicos de complexos de ciclopirox-olamina com iões metálicos divalentes. International Pharmaceutical Journal (2005); 289 (2): pp. 179- 87.

Tietz H. Tratamento da candidíase vulvovaginal crónica com posaconazol e ciclopirox-lamina. Revue de la santé (2010); 2 (6): pp. 513-518.

Venkateswarlu, V. e Manjunath, K. Preparação, caraterização e cinética de libertação de nanopartículas lipídicas sólidas de cloazpina *in vitro*, Journal of Control Release (2004); 95: pp. 627-638.

Venkateswarlu V e Manjunath K. Preparação, caraterização e cinética de libertação in vitro de nanopartículas de clozapina a partir de lípidos sólidos. Journal of Control Release (2004); 95: pp. 627-638.

Valash MI, Rizk MS, Eid MI, Fathi & Mel S. Determinação espectrofluorimétrica de ciclopriox olamina através de um complexo ternário com Tb(III) e EDTA. Ata Pharm Journal (2008) ; 56 (4) : pp. 431-40.

Westesen K, Bunjes H e Koch HJ. Caracterização físico-química de nanopartículas lipídicas e avaliação da sua capacidade de carga de ingrediente ativo e potencial de libertação sustentada. Zeitschrift für kontrollierte Freisetzung (1997); 48: pp. 189-97.

Weiermann J, Lohmann D, Georgens K, Rais I, Kreuter J, Karas M, Wolkenhauer M e Zimmer A. Caracterização físico-química de nanopartículas catiónicas de polibutilcianoacrilato por espetroscopia de correlação de fluorescência. European Journal of Pharmacy and Biopharmacy (2004); 58: p. 25-35.

Yellanki SK, Nerella NK, Goranti S e Deb SB. Efeito de polímeros mucoadesivos naturais na libertação de metronidazol. Jornal Internacional de Investigação em Tecnologia Farmacêutica (2010); 2 (3): pp. 1746-1750.

Zur-Muchelen A., Schwarz S. e Mechner W. Solid lipid nanoparticles for controlled drug delivery - drug release and mechanism of release. European Journal of Pharmacy and Biopharmacy (1998); 45: pp. 149-155.

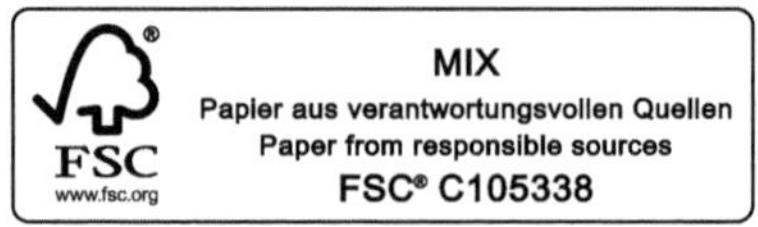

Printed by Books on Demand GmbH, Norderstedt / Germany